LEBEN bis zuletzt

Maria Riedl

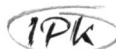

Maria Riedl

LEBEN bis zuletzt

ein Erfahrungsbericht aus der
Betreuung eines Angehörigen
mit Alzheimer-Erkrankung

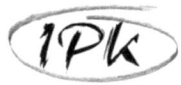

Bibliografische Information der Deutschen Bibliothek:
Die Deutsche Bibliothek verzeichnet diese Publikation in der
Deutschen Nationalbibliografie; detaillierte bibliografische Daten
sind im Internet über <http://dnb.ddb.de> abrufbar.

Herstellung und Verlag: Books on Demand GmbH, Norderstedt.
Dieses Buch wurde im On-Demand-Verfahren hergestellt.
ISBN 978-3-8334-6900-8

Inhaltsverzeichnis

1. Vorwort.. 7

2. Unsere Geschichte... 8

3. Die Alzheimer-Krankheit.. 14

   3.1 Definition... 14

   3.2 Risikofaktoren für die Erkrankung........................... 14

   3.3 Symptome.. 14

   3.4 Therapie... 15

   3.5 Die Bedeutung der Erkrankung für Betroffene......... 18

   3.6 Pflege- und Behandlungsplan.................................... 20

4. Beginn der Erkrankung: Voll mobil, motorisch getrieben, erste Änderungen werden notwendig.. 21

   4.1 Organisation von Hilfen.. 21

   4.2 Die Wohnumgebung.. 22

      4.2.1 Sammeln im Zusammenhang mit der Biografie....... 23

      4.2.2 Vergessen... 24

      4.2.3 Schlüssel und Wertgegenstände verlegen............... 24

      4.2.4 Geld weg... 25

   4.3 Veränderung der Alltagskompetenzen...................... 26

      4.3.1 Haltung der Begleiter.. 26

      4.3.2 Grundregeln für Ethik und Menschenwürde........... 27

      4.3.3 Das Problem Körperpflege...................................... 29

      4.3.4 Das Problem Kleidungswechsel.............................. 30

      4.3.5 Der Hut der Geschichte machte.............................. 32

      4.3.6 Das Fahrrad... 34

      4.3.7 Die frühere innere Uhr kommt zurück, die Zeit dreht sich zurück..... 36

      4.3.8 Fehleinschätzungen in vielen Bereichen des Lebens........................ 38

5. Eingeschränkte Mobilität, Zunahme der Gedächtnisstörungen, Desorientiertheit, Störung der Gefühle.. 39

   5.1 Die große Freude.. 40

   5.2 Mittleres Demenzstadium.. 41

   5.3 Die Begleiter.. 42

      5.3.1 Veränderte Bewegungsfähigkeit............................. 43

      5.3.2 Dialogfähigkeit erhalten ist nicht immer einfach... 45

      5.3.3 Alle Begleiter müssen die Orientierungsfähigkeit unterstützen.......... 47

   5.4 Fachliche Informationen zum Thema Orientierung.................................. 48

      5.4.1 Orientierungshinweise für die Wohnumgebung...... 49

      5.4.2 Biograf. Hintergrund und Maßnahmen für zeitliche Orientierung...... 49

5.4.3 Biograf. Hintergrund und Maßnahmen für örtliche Orientierung....... 55
5.4.4 Biograf. Hintergrund und Maßnahmen für persönliche Orientierung 58
5.5 Gefühlsstörungen werden über die Sprache ausgetragen.......................... 62
5.5.1 Verbale Verfehlungen, Tiernamen für Betreuer............................. 62
5.5.2 Körperliche Aggression 63
5.5.3 Der Schwiegersohn als ungeliebter Eindringling........................... 64
5.5.4 Die Zeit der Angst 65
5.6 Der Zustand erfordert mehr Begleitung... 67
5.7 Neuorientierung in sämtlichen Lebensbereichen - Auf den Spuren der
Vergangenheit die Gegenwart gestalten... 69
5.7.1 Körperpflege und Kleiden.. 69
5.7.2 Essen und Trinken halten Leib und Seele zusammen...................... 69
5.7.3 Ausscheidung... 71
5.7.4 Beschäftigung... 71
5.7.5 Lebenssinn finden... 72
5.7.6 Urlaub als Tapetenwechsel... 73
5.7.7 Spazierfahrten im Rollstuhl.. 75
5.7.8 Besucher sorgen für Abwechslung... 78
5.7.9 Die Verwandtschaftspflege 81
5.8 Das Gedächtnis spielerisch trainieren.. 83
5.8.1 Wortpaare oder Gegensätze bilden.. 84
5.8.2 Sprichwörter ergänzen... 85
5.8.3 Leseübungen... 85
5.8.4 Alte Texte sammeln... 85
5.8.5 Motorische Übungen.. 86
5.8.6 Übungen für die Sinne... 86
5.8.7 Summenrätsel... 87
5.8.8 Themenbearbeitung... 87
5.8.9 Alte Fotos, aktuelle Informationen.. 87
6. Immobilität, absolute Abhängigkeit... 90
6.1 Das schwere Stadium von Demenz.. 90
6.1.1 Urlaub in Straßwalchen, August 1999.. 95
6.1.2 Die Betreuung in dieser Zeit.. 96
6.1.3 Auszüge aus den Tagebüchern... 100
7. Der Abschied... 115
8. Schluss... 119
9. Weiterführende Literatur... 120
10. Abbildungsverzeichnis... 121

1. Vorwort

Dieses Buch ist meinem Vater Franz Hager gewidmet. Er wurde mit seinem langen Leidensweg von mehr als sechzehn Jahren zum Lehrmeister aller seiner Begleiter. Als Tochter und Autorin dieses Buches weiß ich, Alzheimer ist zwar eine schlimme Erkrankung, doch der Verlauf ist weitgehend vom Engagement im sozialen Umfeld eines Erkrankten abhängig. Als diplomierte Gesundheits- und Krankenschwester habe ich dieses Wissen erst durch die Auseinandersetzung mit den Symptomen erworben. Ich hatte keine Wahl, als die Auffälligkeiten, mehr oder weniger schwierig, zu beobachten, zu überlegen und zu lösen oder akzeptieren zu lernen.

Anfangs suchte ich in vielen Büchern Empfehlungen zur Begleitung meines Vaters. Zahlreiche Bücher auf dem Markt lehrten mich, es gibt kein Patentrezept. Ich ließ mich auf die Symptome ein, versuchte Wege mit allen Begleiter zu finden. Ich glaube, es ist uns, wenn man in dieser Krankheit positiv formulieren kann, optimal gelungen. Natürlich konnten wir mit unseren Maßnahmen die Krankheit nicht heilen, aber wir fanden immer wieder Wege zur Lösung von Problemen, vor allem meinen Vater halbwegs glücklich zu halten, seinen Leidensdruck zu verringern.

Das Buch ist allen gewidmet, die ein ähnliches Schicksal in der Familie haben. Ich hoffe, es hilft ihnen Wege aus Krisen zu finden. Auch für professionelle Helfer sind Tipps zur Pflege enthalten.

Ich baue das Buch mit Geschichten auf, die bei meinem Vater die Krankheit Alzheimer mit sich brachte. Dazu präsentiere ich Maßnahmen, die sich bewährt haben und die ich weiter empfehlen möchte. Die zahlreichen Bilder im Buch sollen vor allem Laien unter den Begleitern meine Empfehlungen verdeutlichen.

Ich danke allen Begleitern für die vielen gemeinsamen Jahre im Kampf um ein wenig Glück für einen sehr kranken Menschen. Allen voran meinem Mann Lothar, Sabine Gewolf, Annemarie Unger, Erika Scherer, den regelmäßigen Besuchern Frau Holly, Frau Gruber, Frau Schiessl, Frau Wiesmann und Frau Bräundl. Auch unserer Familie und Verwandten gilt mein Dank, sie haben die Begleitung bis zum Ende des Leidens durchgehalten.

Maria Riedl

2. Unsere Geschichte

Diese Geschichte ist geschrieben, wie ich sie erlebt und empfunden habe und von meinen Eltern erzählt bekam. Ich bin am 8.11.1954 geboren, als erstes Kind meines Vaters und als achtes Kind meiner Mutter. Allein diese Tatsache erklärt, warum ich von Beginn an Vaters Liebling war.

Meine Mutter war Kriegerwitwe. Mein Vater musste den elterlichen Bergbauernhof verlassen, weil der Hoferbe vom Krieg nach Hause kam und der Hof für bezahlte Knechte zu wenig Ertrag brachte. So kam es, dass Vater von seinem Geburtsort Großarl nach Bischofshofen kam, um die neue Familie kennenzulernen, aber auch um zu arbeiten.

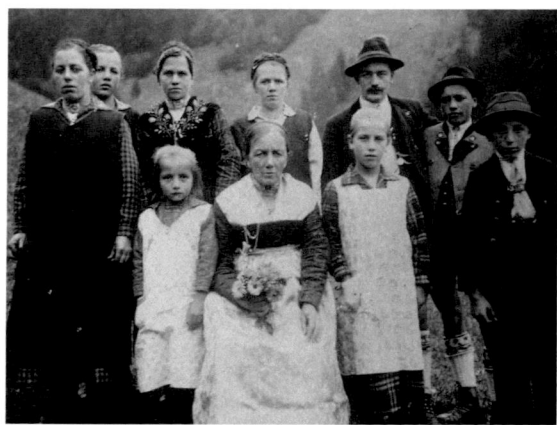

Abbildung 1: die Familie meines Vaters

Er fing als Knecht bei einem Großbauern an und konnte später eine Stelle bei der Gemeinde als Straßenkehrer erhalten. Diese sichere Stelle als Gemeindearbeiter war für ihn besonders wichtig, bis dahin hatte das Leben ihm wenig Sicherheit geschenkt.

Mein Vater wurde 1916 im ersten Weltkrieg geboren. Er verlor seinen Vater im Alter von zwei Jahren. Im zweiten Weltkrieg war er als behinderter junger Mann am elterlichen Bauernhof mit der Mutter und vielen Geschwistern für das Überleben der Familie zuständig. Nach Kriegsende musste er die Heimat ohne Habe verlassen, nur auf der Suche nach einer neuen Familie und mit dem Vorhaben, eine Existenz zu gründen.

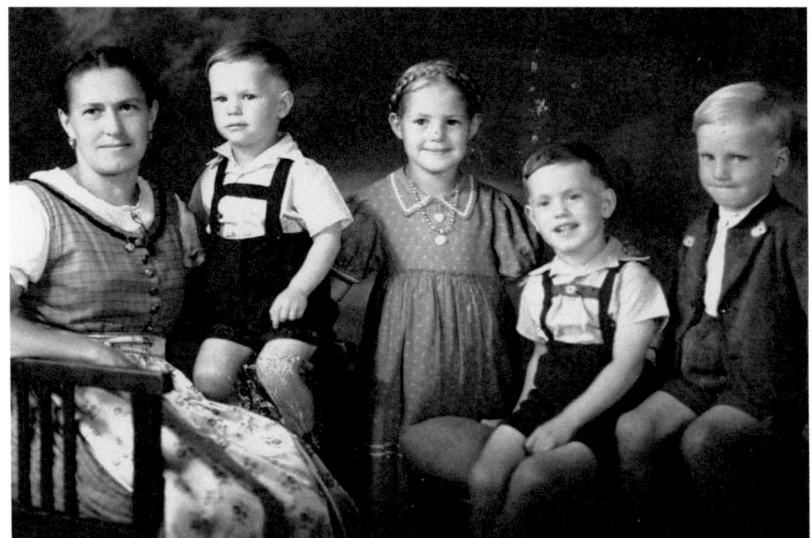
Abbildung 2: Meine Mutter mit vier Kindern aus erster Ehe, ein Bruder fehlt
auf dem Foto

Eine Nachbarstochter aus dem Wohnort meines Vaters gab ihm den Hinweis auf meine Mutter. Nüchtern betrachtet war durch dieses Kennenlernen beiden Menschen geholfen. Es wurde eine glückliche Zeit für die Großfamilie.

Meine gesamte Familie wohnte zur Zeit meiner Geburt auf einem Bauernhof in Bischofshofen. Meine Geschwister, die wesentlich älter waren als ich und meine Mutter mussten fleißig am Hof mithelfen, um sich die Unterkunft zu verdienen. Vater ging als Knecht und nach der Arbeit half er daheim mit der Familie am fremden Bauernhof.

Meine Wurzeln waren im Bauernstand. Dieses Wissen kam mir später in der Begleitung meines Vater sehr zugute.

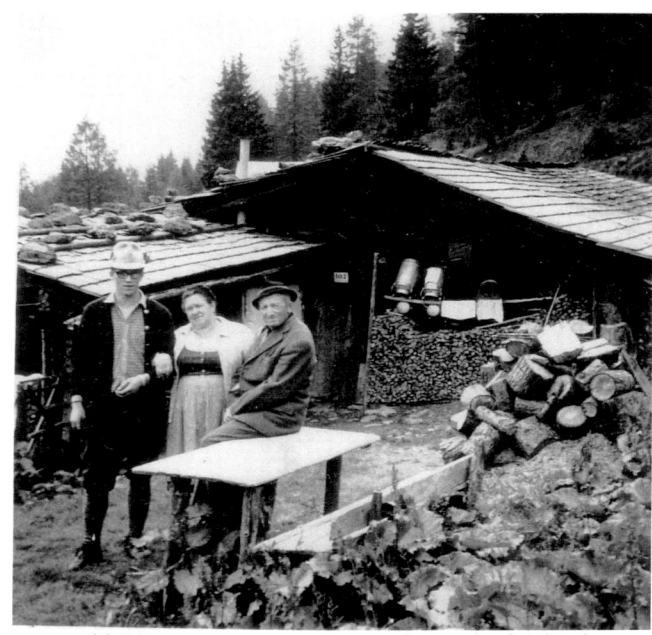
Abbildung 3: Meine Wohnumgebung als Kleinkind

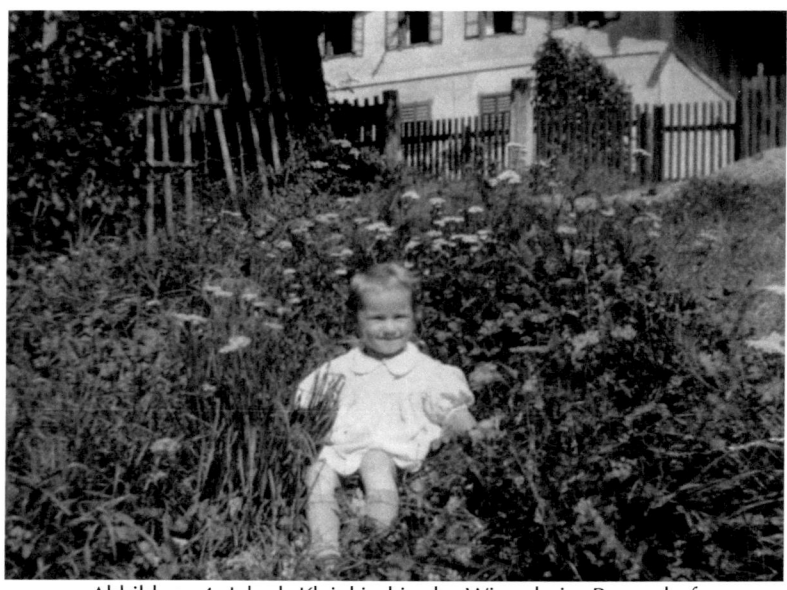
Abbildung 4: Ich als Kleinkind in der Wiese beim Bauernhof

Leben bis zuletzt

Als ich zwei Jahre alt war, siedelten wir weg vom Bauernhof in eine kleine Wohnung in den Ort, das war für meine Eltern einfacher. Die Mutter war von da an „nur" für den Haushalt zuständig. Meine Eltern sparten sich jeden Groschen mit dem Ziel, eine Eigentumswohnung zu kaufen. Meine Mutter sammelte Beeren, verkaufte diese und konnte ein wenig dazu verdienen.

Die harte körperliche Arbeit über viele Jahre hinweg wirkte sich bei den Eltern im Alter durch schwere Abnützungserscheinungen an verschiedenen Gelenken mit Schmerzen aus.

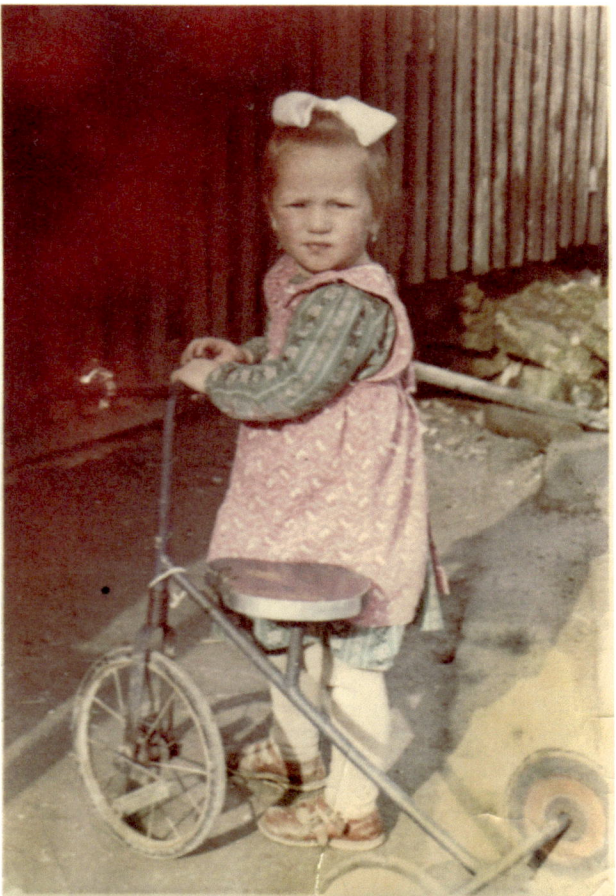

Abbildung 5: Mein erstes Fahrzeug in der neuen Wohnung
1958, mit Rädern von meinem Kinderwagen

1960 war das nächste Ziel erreicht. Die Kinder aus erster Ehe meiner Mutter waren dabei, erwachsen zu werden und verließen das Elternhaus. Ich zog sechsjährig mit den Eltern in die neue Wohnung. Meine Eltern übernahmen die Hausmeisterarbeit, Vater arbeitete weiter als Straßenkehrer und alles lief harmonisch und glücklich.

Die Zeit des Wiederaufbaues nach dem 2. Weltkrieg war längst im Gange, unsere Familie lebte bescheiden, aber gut. Meine Geschwister waren alle gesund, hatten einen sicheren Arbeitsplatz, waren verheiratet und hatten sich von den Kriegswirren erholt. Ich, die Jüngste, konnte vieles nur aus Erzählungen erfahren, es war wohl mein Glück, später geboren zu sein.

Mein Vater hatte durch seine Behinderung nach der Kinderlähmung zwar oft schlimme Schmerzen durch diverse Abnützungserscheinungen, aber er konnte seine Arbeit erfüllen und arbeitete zusätzlich oft bei seinen Geschwistern, um das Budget aufzubessern.

In der spärlichen Freizeit, die mein Vater hatte, war jedes zweite Wochenende seiner Mutter gewidmet, die am Bauernhof lebte. Er nahm mich stets nach Großarl mit, ich war sein ganzer Stolz. Wir fuhren entweder mit dem Fahrrad oder mit Zug und Bus.

Die Wochenenden dazwischen gehörten den übrigen Verwandten unserer Familie. Meine Mutter war eine sehr gute Köchin und eine beliebte, gesellige Frau, deshalb gab es viele Treffen mit den Angehörigen beider Familien.

Die riesige Verwandtschaft kam zustande durch Vaters acht Geschwister, durch Mutters vier Geschwister und durch die Verwandten von Mutters erstem Mann, einem Bauernsohn wieder mit vielen Geschwistern.

Meine Mutter war von ihrer leiblichen Mutter im ersten Weltkrieg verschenkt worden, weil diese so viele Kinder hatte, dass die Familie sie nicht ernähren konnte. Von angeblich insgesamt zehn Geschwistern lernte Mutter vier kennen, mit denen sie Kontakt pflegte.

Mit sechs eigenen Kindern, die den Krieg überlebten, vielen Geschwistern und SchwägerInnen von zwei Ehemännern war bei uns daheim immer etwas los.

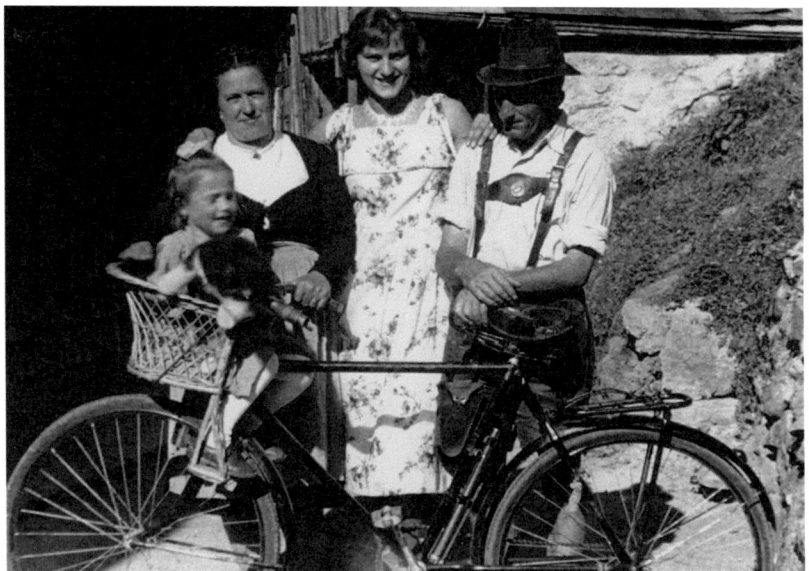
Abbildung 6: Familienausflug mit meinen Eltern per Rad, etwa 1958

Mein Vater beschäftigte sich sehr viel mit mir. Die Natur, die Familie, das Brauchtum waren unsere bevorzugten Themen. Es gab keinen Baum, kein Heilkraut, kein Tier, das er mir nicht erklären konnte. Er förderte mich besonders in den praktischen Dingen des Lebens.

Ich absolvierte meine Schulzeit, ging zur Ausbildung in die Gesundheits- und Krankenpflegeschule nach Salzburg und wieder war mein Vater besonders stolz über meinen Abschluss. Er hörte auf mich in sämtlichen Situationen des Lebens. Meine Wohnung hatte ich in Bischofshofen, 5 Gehminuten von den Eltern entfernt. Deshalb pflegten meine Eltern und ich eine sehr tiefe Beziehung, eigentlich typisch für die Position des Nesthäkchens.

1975 ging mein Vater in den verdienten Ruhestand und konnte mit meiner Mutter etliche glückliche Jahre verbringen. Dann wurden die ersten Auffälligkeiten bemerkt, die damals aber keiner Erkrankung zugeordnet werden konnten. In dieser Zeit der 70-iger Jahre war das Wissen über Demenzen recht gering, speziell im ländlichen Bereich.

3. Die Alzheimer-Krankheit

Das Krankheitsbild ist in der Literatur sehr unterschiedlich beschrieben. Ich halte mich an die dem Erlebten ähnlichste Beschreibung und vergleiche mit dem Fallbeispiel: Eigener Vater.

3.1 Definition

Die Alzheimer Krankheit ist ist ein langsam fortschreitender degenerativer Prozess im Gehirn. Die Hirnatrophie findet vorrangig im Temporal- und Parietallappen statt. Eiweißablagerungen an den Nervenzellen, die sogenannten senilen Plaques, kennzeichnen die Krankheit. Es kommt zu Veränderungen der Neurofibrillen und zum Verlust von synaptischen Verbindungen. Die durchschnittliche Krankheitsdauer ist mit etwa neun Jahren beschrieben, mein Vater litt an der Erkrankung 16,5 Jahre.

3.2 Risikofaktoren für die Erkrankung

- genetische Faktoren
- mangelhafte Ausbildung
- Parkinson-Krankheit in der Familie
- Alter der Mutter bei der Entbindung über 40 Jahre
- Schädel-Hirn-Trauma oder Hypothyreose in der Vorgeschichte

Trotz meiner Recherchen war es nicht möglich, die Ursache zu erforschen, die zum Ausbruch der Krankheit führten. Natürlich könnte man die mangelhafte Ausbildung, die früher für viele Menschen Gültigkeit hatte, in Erwägung ziehen, aber dann müsste speziell in dieser Generation die Erkrankung noch gehäufter aufgetreten sein. Neuere Untersuchungen ergeben aber, dass die Krankheit jetzt bei jüngeren Menschen zunimmt.

3.3 Symptome

- Gedächtnisveränderungen
- Beeinträchtigung von Denkvorgängen
- Orientierungsstörungen
- Auffassungsverzögerung

- Leseschwäche, Rechenschwäche, Schreibschwäche
- veränderte Lernfähigkeit
- Sprachveränderungen
- verändertes Urteilsvermögen
- veränderte emotionelle Kontrolle
- Änderungen im Sozialverhalten
- veränderte Motivation

Der chronische Verlauf aller oben angeführten psychischen Symptome verursacht eine Reihe körperlicher Symptome wie Inkontinenz, Koordinationsstörungen, Schluckstörungen, veränderte Kompetenz in sämtlichen Lebensbereichen, Sturzhäufigkeit, Inaktivität bis zur Immobilität u.Ä.

Je nachdem, wie lange ein Mensch mit dieser Erkrankung lebt, verstärken und vermehren sich die Symptome.

3.4 Therapie

Die Krankheit ist noch immer nicht heilbar, deshalb hat die Diagnose weitreichende Konsequenzen für den Betroffenen. Die Mitteilung und die Art der Information ist von großer Bedeutung. Viele Betroffene, aber auch Angehörige, verzweifeln, wenn die Information nicht korrekt geschieht. (Gümmer 2000, S.1396-1403)

Ähnlich ist es unserer Familie ergangen. Bei der Verdachtsdiagnose wurden wir abgefertigt mit: „Das ist schlimm, das Heim wird nicht ausbleiben". Bei meinem Vater wurde die Diagnose etwa 1984 im Rahmen eines Krankenhausaufenthaltes ausgesprochen. Er war damals neunundsechzig Jahre alt. Selber hatte ich viele Veränderungen bemerkt, vor allem meine Mutter schlug Alarm und klagte oft über das veränderte Verhalten.

Trotz aller Verhaltensauffälligkeiten kam der Einbruch für das unmittelbare soziale Umfeld erst mit dem Diagnosenamen. Viele Auffälligkeiten wurden vorher als „Verkalkt-Sein" abgetan. Das Wort Demenz brachte aber große Ungewissheit für unsere Großfamilie. Mitleid, Angst, Aggression, Unverständnis waren die schlimmsten Symptome in unserm sozialen Umfeld.

Für meinen Vater gab es als Therapie ärztlicherseits Medikamente zur Hirndurchblutung. Für mein Empfinden waren diese Medikamente sehr entlastend, denn mein Vater glaubte an die Wirkung und war zufrieden.

Ich fing an, für meine Mutter Maßnahmen zu kreieren, damit die Beziehung der beiden alten Eheleute nicht zu sehr litt. Trotz der guten Beziehung zu meinen Eltern und deren Beziehung war es nicht immer leicht, einen Weg zum besseren Verstehen zu finden, die Harmonie war oft in Gefahr.

Unser Hausarzt war in dieser Zeit sehr wichtig. Er hörte meiner Mutter sehr einfühlsam zu, nur heilen konnte er meinen Vater nicht. Oft wirkt ein anteilnehmender Arzt für die Angehörigen besser als jedes Medikament. Doch habe ich in den Jahren der Erkrankung einige Ärzte mit sehr eigenartigen, für mich unmenschlichen Umgangsformen bei Alzheimerkranken kennengelernt.

Mein Vater lebte eigentlich glücklich, außer zu den Zeiten, wenn meine Mutter und ich versuchten ihn zu belehren. Da wurde ihm sein Fehlverhalten bewusst, vor allem durch unsere Verzweiflung und oft wusste er keinen anderen Ausweg als sich seine Sorgen „hinunter zu spülen."

Viele Jahre danach erst konnte ich dieses Verhalten als Verzweiflung und Hilflosigkeit seinerseits interpretieren.

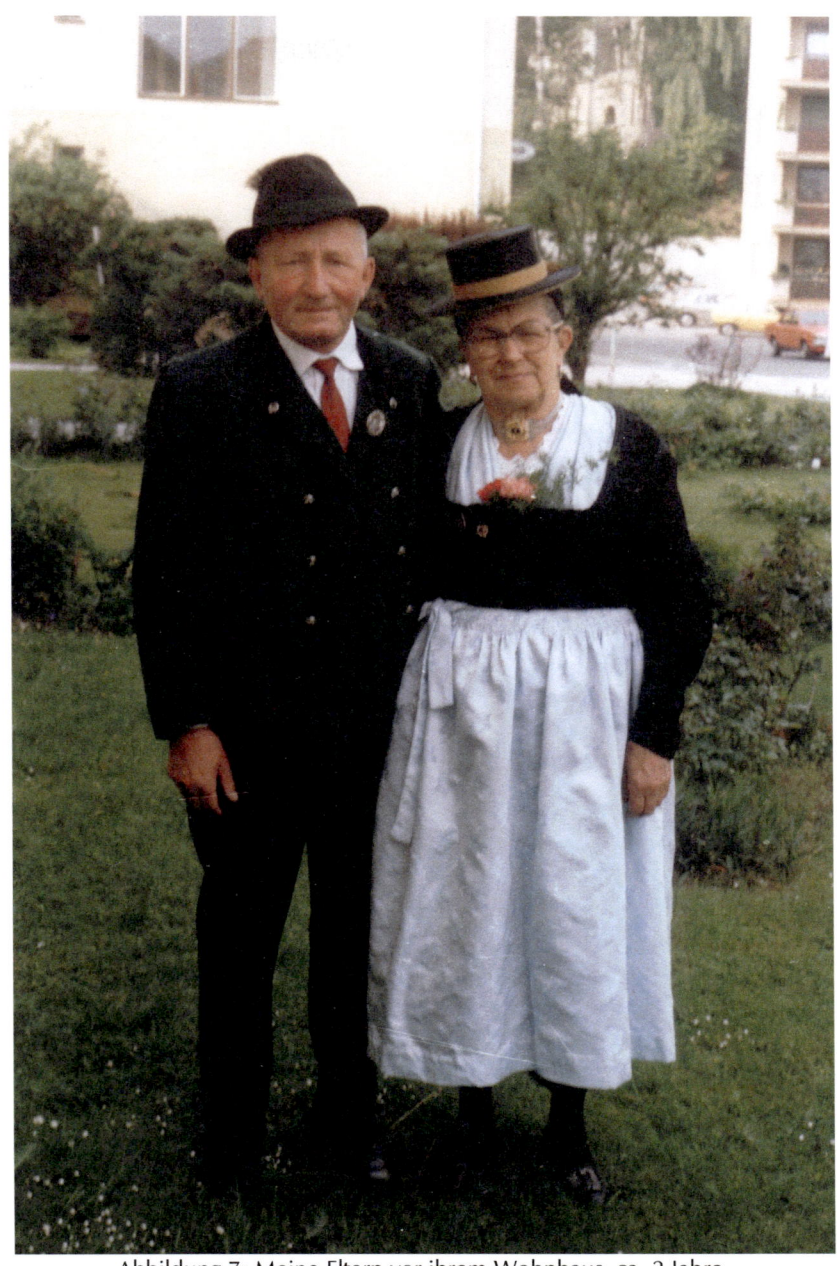

Abbildung 7: Meine Eltern vor ihrem Wohnhaus, ca. 2 Jahre
vor dem Tod meiner Mutter

3.5   Die Bedeutung der Erkrankung für Betroffene

Die Erkrankung begann bei meinem Vater fast unmerklich. Viele Verhaltens-weisen oder Fehler wurden vom Umfeld als Altersssturheit, Boshaftigkeit oder Eigenwilligkeit interpretiert.

Meine Mutter sagte oft, Vater hätte sich verändert, es wäre schwierig mit ihm. Er vergesse alles, nichts interessiere ihn, Tageszeitungen und Nachrichten lehne er strikt ab, bei Besuchen zeige er keine Freude, für gemeinsame Unternehmun-gen habe er kein Interesse, Diskussionen seien unmöglich.

Wenn ich zu Besuch kam, lag er meist auf unserem Sofa in der Wohnküche. Oft informierte mich meine Mutter verzweifelt vor dem Besuch, was Vater wieder alles falsch machte. Ich wollte mit ihm reden. Das ging aber nicht, er drehte sich jedesmal zur Wand und stellte sich schlafend.

Jedoch gab es auch Tätigkeiten, die bei ihm häufiger wurden, z.B. wurde Rad fahren zur Haupttätigkeit schon vor dem Frühstück und während des Tages bei jeder Gelegenheit. Auffällig war, dass er immer die gleichen Kurzstrecken fuhr, eine Runde rund um den Wohnblock, aber ständig wiederholt.

Körperpflege und Kleidungswechsel wurden zum Problem. Lediglich das ge-wohnte wöchentliche Bad war ohne Probleme möglich. Ausser unserer Familie wusste anfänglich niemand vom Schicksal meines Vaters. Er konnte sich Frem-den gegenüber unauffällig verhalten.

Meine Mutter war schwer herzkrank und deshalb auf Hilfe von meinem Vater angewiesen. Tätigkeiten, die er Jahre vorher immer machte, wurden ihm zum Problem. Für meinen pensionierten Vater war es Gewohnheit, einzukaufen und schwere Taschen nach Hause zu tragen. Doch plötzlich konnte er nicht mehr mit zum Einkaufen, weil er im Geschäft durch Ungeduld auffiel. Meine Mutter, eine sehr beliebte Frau, wurde in Geschäften begrüßt oder kurz nach dem Be-finden gefragt. Mein Vater wurde verbal aggressiv, beschimpfte die Kunden als „Tratschweiber" und lief aus dem Geschäft.

Ähnlich war es beim gewohnten Besuch im Seniorenclub. Früher, vor der Krankheit, wurde geplaudert, gelacht, Kaffee getrunken und Karten gespielt. Plötzlich wollte mein Vater nur mehr Wein in zu hoher Menge trinken. Er trank

Wein wie Saft gegen den Durst . Wenn meine Mutter die Dosis regulieren wollte, wurde er aggressiv.

Die Einsamkeit begann. Viele gemeinsame Bekannte blieben aus. Unternehmungen wie vor der Veränderung wurden durch emotionale Störungen unmöglich. Bei Streitigkeiten in der Partnerschaft ging mein Vater ins Gasthaus.

Ein Leben lang war er ein sehr sparsamer Mensch, jetzt gab er für seine Verhältnisse viel zu viel Geld aus. Er trank im Gasthaus große Mengen und aß dort, obwohl die Mutter zu Hause mit dem Essen wartete. Er kaufte sich alles, was geboten wurde, auch wenn er es nicht brauchte. Eine freundliche Verkäuferin konnte mit ihm ein gutes Geschäft machen.

Er lebte ein neues, sein neues Leben, das wir alle bisher nicht kannten. Er kaufte Bekleidungsstücke viel zu teuer ein, verschenkte Trinkgeld in Überdosis. Viel später merkte ich erst, dass Vater den Wert des Gelds nicht mehr erkannte.

Immer öfter merkte meine Mutter, dass er einnässte, dies aber hartnäckig verleugnete. Einmal erzählte er z.B., sein Gegenüber habe ihn mit Almdudler angeschüttet. Viele Verhaltensweisen wurden über Jahre chronisch, andere wieder hielten bestimmte Zeit und waren dann abgelegt. Unsere gute Beziehung wurde auf eine harte Probe gestellt.

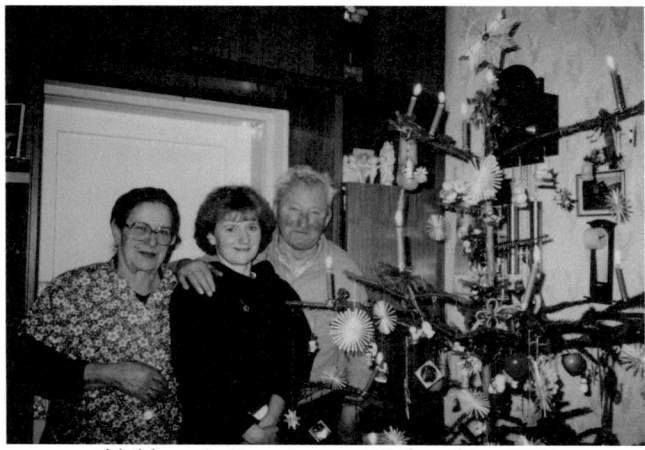

Abbildung 8: Gemeinsame Weihnachten 1991

Vater musste lernen, dass Frau und Tochter sich ihm gegenüber plötzlich anders verhielten, wir mussten lernen zu begreifen, was diese Krankheit mit einem Menschen macht.

Dem Ärger, der Überforderung, den Missverständnissen und meinem Nicht-gerüstet-Sein zu Beginn der Erkrankung folgte eine fachlich gut überlegte Begleitung, eine Lehre für mein Leben und eine wunderbare Zeit des Zusammenseins, die ich nicht missen möchte und für die ich heute dankbar bin.

3.6 Pflege- und Behandlungsplan

Aus medizinischer Sicht gibt es keine Heilung der Krankheit Alzheimer. Pflegerisch sind viele Möglichkeiten zur Förderung und Motivation des Patienten und zur Verbesserung der Symptome gegeben. Einige Pflegekonzepte leisten hier gute Dienste.

Aus der Erfahrung mit Demenzkranken in der Ausübung meines Berufes ist das Integrative Pflegekonzept entstanden, dessen Urheberin ich bin. (Riedl 2006)

Von 1984-1998 habe ich als Stationsleitung in einem Krankenhaus speziell für alte Menschen gearbeitet. Symptome der Demenzerkrankten laufen immer ähnlich ab, Unterschiede finden wir durch biografische Gegebenheiten und zusätzliche körperliche Diagnosen, die das Alter bringt.

Die Pflege von Demenzkranken wird grundsätzlich auf folgende Säulen gebaut:

- Biografiearbeit, um Brücken zum Verstehen bauen zu können
- Ausgehend von der Biografie werden Sinnesqualitäten gezielt angesprochen, eine wichtige Möglichkeit, das Gedächtnis zu trainieren.
- Orientierungshilfen nach Notwendigkeit werden zu den Qualitäten Zeit, Ort und Person(en) in dezenter Weise angeboten.
- Mit Orientierungshilfen sprechen wir das Gefühl an, um positiv zu motivieren, diese zu benützen.
- Wir gestalten das Milieu, die Wohnumgebung stressarm, informativ und aktivierend. Viele Hinweise zur Erinnerung sind notwendig.
- Die Kommunikation wird wertschätzend erhalten, an der Beziehung zum

Erkrankten mit allen Begleitern gearbeitet. Das gesamte Umfeld wird mit einbezogen, damit der Patient integriert bleibt. Für gelungene Kommunikation wird gesorgt.

- Wir leiten die Aktivitäten von den biografischen Gewohnheiten ab. Wir dosieren Hilfen und trainieren durch Motivation schwindende Fähigkeiten, das ist meist biografisch möglich. Training geht vor Pflege!

Ich versuche den Weg in der Krankheit mit zeitgeschichtlichen und biografischen Hinweisen, Geschichten, Verhaltensauffälligkeiten und Maßnahmen zu beschreiben, um bei den Lesern Verständnis dafür zu erreichen. Alle persönlichen Informationen über unsere Familie dienen dem besseren Verständnis von Verhaltensauffälligkeiten beim Erkrankten und erklären die pflegerischen Interventionen.

4. Beginn der Erkrankung: Voll mobil, motorisch getrieben, erste Änderungen werden notwendig

Vater war mit 3 Jahren an Kinderlähmung erkrankt und hatte seit dieser Zeit eine Beinverkürzung links und eine spastische Lähmung im linken Handgelenk. Er lernte seine Behinderung so gut zu kompensieren, dass er bis zu seinem 59. Lj. ohne Probleme als Straßenkehrer für die Gemeinde Bischofshofen arbeiten konnte.

Er war biografisch gesehen in jungen Jahren Knecht am elterlichen Bauernhof und später manueller Arbeiter, der sehr hohes handwerkliches Geschick zeigte. Nach dem Tod seiner Frau begann unsere gemeinsame Zeit.

Die folgenden Geschichten sollen die Anfangssymptome verdeutlichen. Die Symptome ergeben die Einstufung als leichte Demenz. Viele Aktivitäten wurden von Vater ohne Kontrolle erfüllt, andere wiederum brauchten Kontrolle, Korrektur oder Unterstützung.

4.1 Organisation von Hilfen

Meine Mutter war herzkrank und hatte seit einiger Zeit für den Haushalt eine sehr tüchtige Hilfe für schwere Arbeiten wie Fenster putzen, Wäsche aufhängen, Gartenarbeit, u.Ä. Seit längerer Zeit erhielten meine Eltern Essen auf Rädern, sie hatten sich daran gewöhnt. Kurz nach dem Sekundentod meiner Mutter und der Beerdigung ergaben Gespräche mit der Familie, dass Fremdhilfe notwendig war, ausser durch mich und meinen Mann konnte die Versorgung meines Vaters durch die Familie nicht abgedeckt werden.

Unsere Haushaltshilfe Sabine sagte sofort Erhöhung des Arbeitsausmaßes zu. Wie sich später zeigte, war sie der gute Geist für viele Jahre. Die Wohnungs- nachbarn, die meisten ungefähr gleich alt wie meine Eltern, wollten, dass mein Vater in der Wohnung bleiben könnte und versprachen Unterstützung.

Mein Mann Lothar und ich starteten die Begleitung. Für meinen Mann und mich war klar, dass wir es schaffen würden, zu Hause zu betreuen. So waren wir für den Anfang einige Personen mit dem gleichen Ziel, nämlich einen allein- stehenden, alten Mann mit einigen Verhaltensauffälligkeiten zu begleiten.

Alle Vorhaben wurden mit meinem Vater besprochen, ihm war klar, dass für die Haushaltsführung Hilfe notwendig sei, weil das wäre nichts für einen alten Mann.

4.2   Die Wohnumgebung

1960 kauften sich meine Eltern eine Eigentumswohnung in Bischofshofen, mit- ten in der Stadt gelegen. Mit viel Grünfläche, Balkon und guter Nachbarschaft ließ es sich unbeschwert leben.

Die Arbeit meiner Eltern wurde wie folgt geteilt: Mutter war für die Kindererzie- hung, für Besuche, für den Haushalt, für die Reinigungsarbeiten als Hausmeiste- rin, für die Gestaltung der Kirchenfeste und für die Kontakte in der Familie und Verwandtschaft zuständig.

Mein Vater war für die Beschaffung des Budgets zuständig, für Keller, Werk- zeug, für alle Anschaffungen in- und außerhalb der Wohnung, für Heizmaterial, für die Arbeiten als Hausmeister außer Haus, z.B. die Schneeräumung, und für alle wichtigen Entscheidungen in unserer Familie.

Diese Verantwortlichkeiten führte er auch nach Beginn seiner Erkrankung vehe- ment, aber nicht mehr so korrekt wie früher durch, es entstanden mehr oder weniger problematische Symptome.

4.2.1 Sammeln im Zusammenhang mit der Biografie

Das Sammeln bei alten Menschen heute kommt biografisch gesehen aus der Zeit, in der zum Überleben gespart werden musste. Je nach Lebensaufgabe sammeln Männer und Frauen unterschiedliche Gegenstände. Eine Sammelleidenschaft beschreibe ich kurz.

Holz sammeln

In meiner Kinderzeit wurde bei uns mit Holz geheizt, viel davon sammelte mein Vater selber während des Jahres und so war es bei uns immer schön warm.

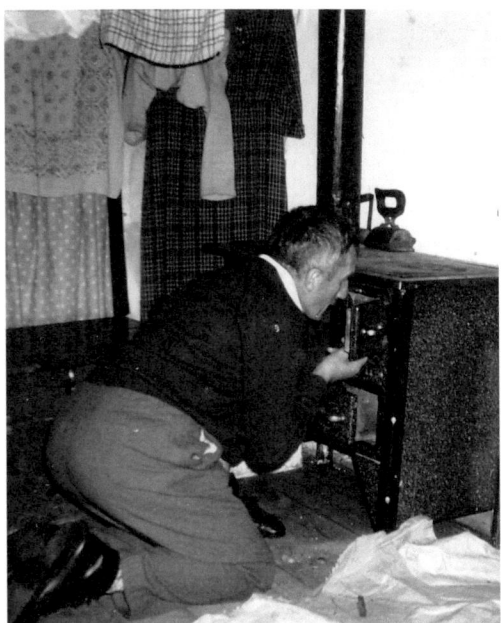

1992 wurde in der Wohnung meiner Eltern die Elektroheizung installiert, weil Holzarbeiten für beide Eltern nicht mehr möglich war.

Mein Vater fing an, wie früher Holz zu sammeln. Rund um das Haus wurden von ihm zum Ärger mancher Mitbewohner Holzstapel aufgestellt. Er konnte nicht genug für sein Sicherheitsgefühl sammeln.

Bei Beschwerden der Nachbarn kam es zu schlimmen Beschimpfungen seinerseits.

Er war uneinsichtig und verbal aggressiv, bis mich die Nachbarn zu einem Gespräch darüber baten.

Abbildung 9: Einheizen, die beliebte Arbeit für meinen Vater in meiner Kinderzeit

Maßnahme:

Wir einigten uns auf einen Holzstaffl, der von ihm bearbeitet und kontrolliert wurde. Natürlich wurde dieser immer größer, weil elektrisch geheizt wurde.

Aber er war beruhigt und meinte des öfteren: „Von diesen Hausweibern werde ich mich nicht unterkriegen lassen."

4.2.2 Vergessen

Wenn das Gedächtnis sich verändert, kommt es zu Veränderungen der Kurzzeitgedächtnisleistung. Was früher war, ist meist gut in Erinnerung, Ereignisse der Gegenwart werden relativ schnell vergessen.

Leider trainieren viele alte Menschen das Langzeitgedächtnis, indem sie alte Geschichten immer wieder erzählen, vernachlässigen aber das Kurzzeitgedächtnis, indem sie Neues ablehnen. Beides zu trainieren ist bei Demenz wichtig, um dem rapiden Vergessen Einhalt zu gebieten.

4.2.3 Schlüssel und Wertgegenstände verlegen

Oft kam ich zu Besuch und die Wohnungstür bei meinem Vater war offen, aber er war nicht zu Hause. Ich musste mir etwas einfallen lassen, um die Wohnung vor ungeladenen Gästen zu schützen. Biografisch gesehen lebte er in jungen Jahren auf einem Bauernhof, in der Großfamilie, wo immer jemand zuhause war, Zusperren beim Verlassen der Wohnung war nicht nötig.

Ich versuchte, Zusperren zu trainieren. Durch mein ständiges Thema „Zusperren" erzeugte ich ein neues Symptom. Wenn ich zu Besuch kam, saß mein Vater oft in seiner Küche, die Verzweiflung war ihm anzusehen, sein Schlüssel war weg. Er suchte laut seinen Erzählungen stundenlang, er fand den Schlüssel nicht, er konnte die Wohnung nicht verlassen. Er verdächtigte alle Nachbarinnen, die zu Besuch kamen, den Schlüssel gestohlen zu haben.

Für mich war die Beobachtung amüsant, dass er den Schlüssel immer ins selbe Versteck brachte, nämlich zwischen den Ehebetten in seinem Schlafzimmer. Ich fand den Schlüssel und wurde von meinem Vater immer verdächtigt, den Schlüssel gestohlen zu haben. Die Beziehungsstörung wurde zum Problem. Die Nachbarinnen wollten wegen des Verdachts nicht mehr nachschauen kommen.

Maßnahmen:

Die Nachbarin der Nebenwohnung bekam einen Schlüssel, sperrte zu, wenn

Vater seinen Schlüssel nicht fand. Er konnte seine Vorhaben erledigen und am Abend wurde von mir der Schlüssel aus dem üblichen Versteck geholt.

Begleiter müssen lernen, Anschuldigungen wie oben erwähnt nicht persönlich zu nehmen. Die Nachbarin hätte den Schlüssel aus dem Versteck holen können, das hätte mein Vater nicht zugelassen, eine fremde Frau hat in seinem Schlafzimmer nichts zu suchen.

4.2.4   Geld weg

Ähnlich wie beim Wohnungsschlüssel spitzte sich das Problem mit dem Geld zu. Sehr oft sagte mein Vater: „Leih mir Geld bis zum Ersten des Monats, dann bekommst du es zurück."

Ich hatte von Anfang an seine Finanzen geregelt und wunderte mich oft, wo er das Geld ließ. Die Nachbarn, unsere Heimhelferin, alle wurden von ihm beschuldigt, zu stehlen. Er war verzweifelt, Geld spielte für ihn zeitlebens eine wichtige Rolle. Zu Banken hatte er kein Vertrauen, deshalb wollte er sein monatliches Taschengeld zu Hause haben. Beim Durchsuchen seiner Wohnung nach dem verschwundenen Geld entdeckte ich einmal in der Sakkotasche seines Anzugs eine Zweitgeldbörse mit dem verlorenen Geld.

Maßnahmen:

Jeden Ersten des Monats wurde das Haushaltsbudget mit ihm durchbesprochen, alles genau dokumentiert. Er sollte den Überblick behalten, was mit seinem Pensionsgeld passiert. Er entschied, was gekauft wurde. Das war ein Leben lang so. Am Anfang des Monats nahm ich mit seinem Einverständnis einen Teil seines Geldes mit, um es bei mir aufzubewahren. Wöchentlich freitags gab es für ihn Geld zurück.

Immer wenn das Geld angeblich weg war, suchten wir gemeinsam unter meiner Aufsicht. Das gab ihm das Gefühl, er wird ernst genommen. Ich trainierte das Versteck und nach einiger Zeit konnte er es sich merken.

Im Unterschied zum Schlüssel, der mir wichtig war, war Geld ihm persönlich wichtig und die Unsicherheit damit entsprechend belastend und angstmachend.

4.3 Veränderung der Alltagskompetenzen

Die psychischen Veränderungen wie Vergesslichkeit, fehlende Motivation, Handeln und Argumentieren aus dem Langzeitgedächtnis sowie Auffälligkeiten im Sozialverhalten verlangten Betreuung.

Wie beschrieben, war mein Vater sein ganzes Leben auf harte Arbeit geprägt, Männerarbeit natürlich. Hausarbeit o.Ä. wären für ihn nie in Frage gekommen, das war seiner Meinung nach Frauensache. Er konnte nicht einmal Kaffee kochen. Diskussionen endeten meist mit: "Der Herr im Haus bin ich, ich schaffe an, weil ich zahle!"

Damit war klar, dass für den Haushalt unsere Heimhilfe Sabine zuständig war, mein Mann für männliche Tätigkeiten, die Nachbarinnen nur einmal zum Nachschauen, während ich im Dienst auf der Station war - und ich für die Abendbetreuung, für die Wochenenden und für pflegerische Belange. Die Ordnung im Keller, am Dachboden und rund ums Haus war sein Revier.

Unsere Heimhilfe hatte einen ganz wichtigen Vorteil für meinen Vater. Sie war eine Bauerstochter und mit einem Gemeindearbeiter verheiratet, das verschaffte ihr Ansehen beim Vater. Das heißt, sie durfte ohne weiteres den Haushalt, die Wäsche, die Blumen, den Einkauf besorgen. Für die Hilfe bei Körperpflege oder Anziehen gab es anfänglich keine Erlaubnis von ihm.

4.3.1 Haltung der Begleiter

Begleiten mit hoher Ethik war die Vorgabe meinerseits für alle Begleiter. Ich hatte eine glückliche Kindheit, von beiden Elternteilen geliebt, verwöhnt und zum erwachsenen Menschen erzogen. Ich wollte meinem Vater trotz schweren Leidens zurückgeben, was für ihn und meine Mutter jahrelang selbstverständlich war.

Jeder Begleiter wurde von mir ziemlich streng auf meine Auffassung von Ethik und Würde überprüft. In meiner beruflichen Position erlebte ich oft Personen mit nahezu menschenverachtender Einstellung im Umgang mit dementen Menschen, deshalb war ich wohl besonders sensibilisiert.

4.3.2 Grundregeln für Ethik und Menschenwürde

Der ICN-Kodex formuliert für die Krankenpflegepersonen vier grundlegende Aufgaben: Gesundheit zu fördern, Krankheit zu verhüten, Gesundheit wiederherzustellen und Leiden zu lindern.

So wusste ich, präventive Maßnahmen sind ein Teil unserer Begleitung. Die Prophylaxen, um Gefahren abzuwenden, müssen von mir als Fachkraft gefordert werden. Ich muss bei jedem neuen Symptom durch den Besuch beim Hausarzt für Abklärung sorgen und die emotionalen und körperlichen Leiden durch Alter, Krankheit und Abnützung erträglich gestalten.

Sehr oft höre ich von der Gesellschaft, wir könnten uns Betreuung nicht leisten, jede Stunde Pflege koste sehr viel. Ich bin überzeugt, in Österreich hat der Staat mit dem Pflegegeld exzellente Möglichkeiten im Sinne unserer betagten Mitbürger geschaffen.

Finanziell hatten wir deshalb wenige Sorgen. Mein Mann und ich verdienten gut, wir waren schuldenfrei und ich wollte meinem Vater bestmögliche Pflege bieten.

Durch die Erfahrung mit der Betreuung meines Vaters im häuslichen Bereich war ich sehr bald eine gefragte Referentin und konnte für ihn noch mehr Betreuungsstunden leisten.

So stand der menschenwürdigen Betreuung nach meinen Vorstellungen nichts im Weg. Jedem Menschen gebührt die Achtung der Würde von der Geburt bis zum Ende seines Lebens. Besonders in Abhängigkeitsverhältnissen wird die Würde oft übersehen.

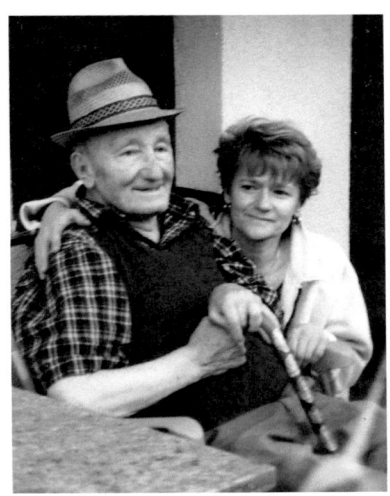

Abbildung 10: Ein beliebter Treffpunkt, der Eingang des Wohnhauses

Für viele Menschen ist das Annehmen von Hilfe mit Trauer, Angst, Frust, Aggression, Verzweiflung und Todessehnsucht verbunden. Besonders bei alten Menschen ist aus ihrer biografischen Erfahrung heraus behindertes Leben oft nicht lebenswert.

Es muss von den Begleitern alles getan werden, um den zu Pflegenden Wichtigkeit und Wertschätzung unabhängig von ihrer Pflegebedürftigkeit zu sichern.

Menschenwürdige Begleitung heißt:

- Dankbarkeit ausdrücken, dass es den zu Pflegenden gibt. Der Pflegebedürftige darf nicht mit Vorwürfen verängstigt werden. Wir lernen von jedem Menschen, den wir eine Zeit lang begleiten dürfen.

- Ernstnehmen von traurigen oder bedrohlichen Situationen des Kranken, es dient ihm nicht, Empfindungen zu bagatellisieren oder herunter zu spielen.

- Mitteilungen müssen sensibel aufgenommen werden. Durch genaue Dokumentation wird das gesamte Team informiert. Durch sensiblen, ernst gemeinten Umgang werden Beziehungsbrücken zum Erkrankten gebaut. Speziell demente Menschen haben eine sehr gute Einschätzung, welche Begleiter auf sie ehrlich und echt eingehen.

- Die Erzählungen aus der Vergangenheit müssen angehört werden, auch wenn sie sich wiederholen. Begleiter lernen aus diesen Erzählungen und machen das Wissen zur Grundlage der Lebensgestaltung. Nicht der alte Mensch muss sich anpassen, sondern die Begleiter.

- Die Identität wird gestärkt, wenn die Vergangenheit, die Leistung des Lebens anerkannt und nicht verneint werden. Bei Demenz kommen die eigene, aber auch die soziale Identität ohnehin oft in Gefahr.

- Der Mensch hat das Recht auf eine menschenwürdige Gestaltung des Umfeldes, angelehnt an biografisches Wissen nach dem Motto: Was in der Jugend wichtig war, gefällt im Alter. Dann wird die letzte Wohnung zum geliebten Daheim.

- Begleiter sind verantwortlich, dass die für den Kranken wichtigen Bezugspersonen erhalten bleiben. Angehörige bleiben oft aus Unsicherheit fern. Es fehlen oft Antworten auf Fragen oder Brücken zur Erlebniswelt eines Dementen.

- Auch bei körperlichen und psychischen Defiziten braucht der Mensch mindestens einmal täglich für mehrere Minuten Lebensfreude. Wir müssen die eigene Wahrnehmung schärfen, um zu sehen, was den Kranken tatsächlich erfreut. Jeder Tag ohne Freude ist ein verlorener Tag und der Lebenssinn kommt ins Wanken.

- Wichtig ist die Einheit im Betreuungsteam. Unstimmigkeiten verunsichern den Erkrankten sehr. Maßnahmen sollen gemeinsam geplant werden.

Der Kranke muss mit allen Behandlungsvorschlägen einverstanden sein.
Auch ein dementiell veränderter Mensch hat Recht auf Mitbestimmung.

4.3.3   Das Problem Körperpflege

Ich hatte zwei tägliche Fixtermine, zu denen ich bei meinem Vater vorbei
schaute. Am Morgen um 6:15 Uhr, bevor ich zur Arbeit fuhr und am Abend um
etwa 18:30 Uhr zur Zeit vor den Nachrichten.

Ich erinnerte mich, dass meine Mutter oft klagte, mein Vater wolle sich nicht
waschen. Tatsächlich verriet der tägliche Blick ins Badezimmer, dass sämtliche
Utensilien ungebraucht waren. Mit allen Raffinessen wollte ich meinen Vater
dazu bringen, sich von mir waschen zu lassen. Er war um Ausreden nicht verle-
gen: „Ich habe mich schon gewaschen", „Heute kann ich nicht ins Bad gehen,
ich bin schwindelig," Das alles zeigte sein Nicht-Wollen.

Mein größtes Problem war die Angst, mein Vater könnte stürzen und ins Krankenhaus kommen. Er hatte damit kein Problem. Nur am Abend, wenn ich kam
und von nichts anderem als vom Waschen redete, wurde er ungehalten. Es ver-
ging eine ganze Woche. Ob ich freundlich auf Körperpflege hinwies oder dro-
hend, es kam zum gleichen Ergebnis, nämlich zur Ablehnung.

In der Begleitung alter Menschen ist es oft ähnlich wie in der beschriebenen
Situation. Die Betagten leben solange zufrieden, bis ihnen Angehörige ihre
Gewohnheiten antrainieren wollen. Dabei ist es gerade im Alter ein typisches
Muster, Neues abzulehnen. Noch schwieriger ist es bei Dementen. Die können
sich Veränderungen, die die Gegenwart mit sich bringt, nicht oder nur für kurze
Zeit merken.

Da glaubte ich eine gute Idee zu haben. Seine Wohnungsnachbarin wurde dreimal wöchentlich von einer Hauskrankenpflegerin gewaschen, also machte ich
ihm das Angebot, die Hauskrankenpflege könnte die Körperpflege übernehmen.
Vater stutzte kurz, dann meinte er: „Aha, ein Fräulein mit roten Nägeln so wie
bei Frau B., die kannst du mir schicken. Ich sperre die Wohnungstüre zu, lasse
den Schlüssel stecken. Wenn sie mit einer Leiter beim Fenster herein steigen
kann, dann ist sie gut, dann kann sie mich waschen."

Auch unsere Heimhilfe durfte ihn zu dieser Zeit nicht waschen. Auf ihr Angebot hin sagte er zu mir: „Würdest du dich vor einem fremden Mann ausziehen, das glaube ich eher nicht." Alles war klar und ich sah, er war verzweifelt, aber auch ich wusste nicht weiter. Dazu möchte ich erwähnen, mein Vater und ich waren ein Team, das immer zusammenhielt, seit ich auf dieser Welt war. Darum taten mir Auseinandersetzungen wie diese entsprechend weh. Später wurden sie noch häufiger.

Am Samstag dieser Woche wurde das Problem gelöst. Ich wollte nur kurz bei Vater vorbeischauen, er wartete in der Küche mit seinen Utensilien und sagte: „Jetzt gehen wir baden, denn morgen gehe ich zur Kirche und da will ich sauber sein."

Biografischer Hintergrund und Maßnahmen:

Die tägliche Körperpflege bestand in der Jugend meines Vaters aus Gesichtswäsche und Halswäsche mit einer Hand unter fließendem kalten Brunnenwasser und nur zu allen heiligen Zeiten wurde gebadet. Seit ich Kind war, weiß ich, dass Vater jeden Samstag badete. Während der Woche machte er seine „Katzenwäsche", wie er es nannte. Plötzlich verlangte ich eine Änderung seiner Waschgewohnheiten, die so für ihn nicht machbar war.

Wir einigten uns auf die gewohnte „Katzenwäsche" während der Woche ohne Bedrängen und ohne meine Hilfe - und am Wochenende für gründlich Baden mit meiner Hilfe.

Das Problem war einfach zu lösen. Ich musste mich nur von meiner Vorstellung verabschieden, die ich von Körperpflege habe. Eine Lösung, mit der beide einverstanden sind, und die Emotionen waren geglättet. Bis zur beginnenden Inkontinenz konnte ich ihm so seinen Willen lassen.

4.3.4 Das Problem Kleidungswechsel

Ähnlich wie bei der Körperpflege wollte ich mich auch beim Kleidungswechsel einmischen. Unterschiedliche Sonntags- und Wochentagskleidung war auch mir geläufig. Doch wollte ich es nicht dabei belassen, dass mein Vater eine Woche das selbe Hemd trug und bis zum wöchentlichen Bad die Unterwäsche nicht wechselte.

Mein Vater sah es als selbstverständlich an, dass ich stellvertretend für meine verstorbene Mutter täglich seine gebrauchten Kleidungsstücke zusammenlegte, aufhängte und für den nächsten Tag vorbereitete. Ich wollte, dass mein Vater das selber macht und war der Meinung, das kann er allein. Er meinte täglich: „Wie faul du bist, ich glaube es nicht. Wo habe ich nur hingeschaut, wie ich dich erzogen habe. Siehst du nicht, wie ich alter Mann mich schwer bücke, schäme dich!" Es ging jeden Tag um das selbe Thema. Ich hatte oft das Gefühl, er treibe es an die Spitze.

Biografischer Hintergrund und Maßnahmen:

Meine Mutter ging nie einem Beruf nach, sie war hauptberuflich Hausfrau und Mutter. Sie machte alles für meinen Vater. Nach ihrem Tod sah er mich als Ersatz für sie. Meine Berufstätigkeit hatte er nicht besonders gerne. Seiner Meinung nach sollte ich für meinen Mann sorgen und nicht dauernd im Dienst sein.

Wenn ich mit Müdigkeit argumentierte, meinte er, nach acht Stunden Arbeit am Tag werde ich wohl nicht müde sein. Was hätte er da früher getan, mit den Hühnern aufgestanden, mit den Hühnern zu Bett gegangen und dazwischen nur Arbeit, oft nicht einmal Zeit zum Essen.

Ich lernte also, ich darf seine Vorhaltungen nicht persönlich nehmen. Wir einigten uns aber, dass er seine Kleidung selber zurechtlegen müsse, denn wenn er in der Wohnung bleiben möchte, müsse auch er seinen Beitrag leisten.

Aus meiner Lehrtätigkeit in der Schule erzählte ich ihm des öfteren, wie wichtig es sei, solange wie möglich alles selber zu machen. Ich erwähnte auch, dass ich den Zuhörern erzählte, wie tüchtig er alles erledigte. Eigentlich gefiel ihm diese Wertschätzung, nur manchmal meinte er: „Die Zuhörer werden dich wohl schimpfen, wenn du den alten Vater so schindest!" Meistens lachten wir beide über solche Aussagen, die Stimmung war stabil.

Der Kleidungswechsel fand mit seinem Einverständnis zweimal wöchentlich statt. Die Sonntagskleidung wurde ohnehin mehrere Sonntage getragen. Die Heimhilfe lobte ihn jedesmal entsprechend, dass er wieder sehr schön aussehe und eigentlich ein fescher Mann sei. So hatte er ein Motiv, sich frisch anzuziehen. Gelobt zu werden war für die ganze Zeit der Krankheit wichtig.

4.3.5   Der Hut der Geschichte machte

Eines Tages rief mich eine nahe Verwandte an und meinte, ich solle bei Vater nachschauen. Er wäre heute in der Kirche gewesen, aber leider unmöglich angezogen. Mehr wollte sie nicht verraten.

Als ich am Abend zu meinem Vater ging, fragte ich, ob er heute in der Kirche gewesen wäre und wen er getroffen hätte. Er zählte einige Verwandte auf, unter anderen auch die Anruferin. Auf die Frage, ob er mit der Dame geredet hätte, meinte er nur: „Die war heute sehr komisch, aber wir wissen ja, sie ist launenhaft."

Er ging ins Schlafzimmer und kam voller Stolz mit seinem Hut heraus. Der alte Hut hatte ein grelles Neonband aufgeklebt. Völlig gegen die bisher bekannten Gewohnheiten meines Vaters, der besonders am Sonntag sehr viel Wert auf korrekte Trachtenbekleidung legte.

Auf die Frage: „Was hast du mit deinem Hut gemacht?", schilderte er mir sehr motiviert: „Weißt du, ich werde jetzt langsamer, und wenn es so ein trübes Wetter hat wie heute und ich auf die Straße muss, dann will ich mich vor den Autofahrern schützen. Heute haben die Autofahrer geschaut, wie sie mich gesehen haben, sie sind alle stehengeblieben. Vor der Kirche haben mich sogar ein paar Leute bewundert."

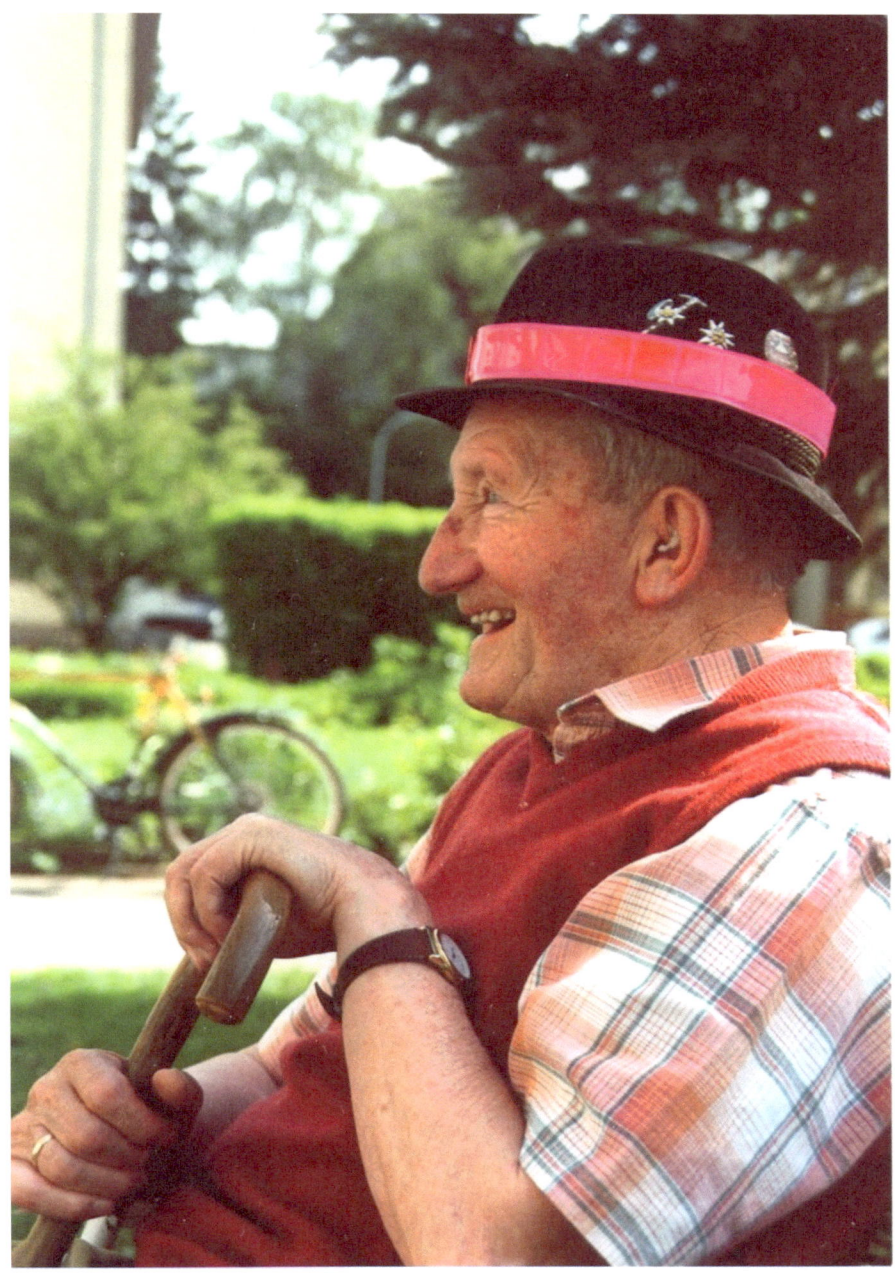

Abbildung 11: Das Bild wurde zum Lehrbeispiel für das Verstehen-Lernen von biografischen Verhaltensweisen

Biografischer Hintergrund und Maßnahmen:

Wie schon erwähnt, arbeitete mein Vater als Straßenkehrer. Er lernte immer wieder in der gesamten Arbeitszeit, dass er sich vor Autos schützen und deshalb Schutzkleidung tragen müsse. Ich musste die Gesellschaft informieren, warum Vater zum Trachtenanzug bei Schlechtwetter seinen Hut mit Neonband trug. Ihn selber lobte ich über seine kreativen Ideen. Er fühlte sich bestärkt und zeigte jedem Besucher seine „Erfindung", wie er es nannte. Er war sogar so bestärkt, dass er andere alte Menschen motivieren wollte, sich auch so einen Hut zu gestalten.

Als ich ihn fragte, wie er zu diesem Band kam, erzählt er mir Folgendes: „Ich bin in das Papiergeschäft gegangen und habe gesagt, ich brauche auffälliges, grelles Papier. Die Verkäuferin zeigte mir viele Sorten. Das rot-neonfärbige gefiel mir am besten. Ich bat sie, mir einen Streifen herunterzuschneiden. Als sie fertig war, fragte ich, ob sie auch Uhu zum Kleben hätte. Dann bat ich die Verkäuferin, den Streifen auf meinen Hut zu kleben. Sie wollte nicht, aber ich gab einfach nicht nach. Nach etwas Zögern klebte sie den Streifen an. So war mein Hut fertig."

Als ich das nächste Mal in das Geschäft kam, sprach mich die Verkäuferin an und meinte, sie könne nichts dafür. Mein Vater hätte nicht locker gelassen und ob ich wohl nicht böse sei. Ich bedankte mich bei ihr, dass sie Vater in seinen kreativen Ideen unterstützt hatte, sie war überrascht.

Ich musste noch sehr oft die Haltung alter Menschen in der Gesellschaft verteidigen. Es war nicht Dummheit, die mein Vater mit seinem Hut zeigte, sondern praktische Intelligenz, die das Leben brachte. Es gilt in meinen Erfahrungen neue positive Blickwinkel für das Verhalten von alten Menschen zu entwickeln. Wir müssen die Weisheit des Alters nur zulassen, sie ist bei jedem alten Menschen vorhanden.

4.3.6 Das Fahrrad

Wie beschrieben war Rad fahren ein Hobby meines Vaters. Mit seinem Waffenrad war er nicht nur stolzer Besitzer, sondern er machte auch viel Bewegung. Das Aufsteigen auf das Rad war zwar schwierig, aber danach war alles in Ordnung, fast alles.

Meine Eltern hatten ihre Wohnung neben der Gendarmerie, darum kannten uns die örtlichen Polizisten mit Namen. Eines Tages sprach mich einer der Gesetzeshüter an, mein Vater fahre mit dem Rad gegen die Einbahn und zeige sich uneinsichtig. Eigentlich sah ich das nicht als mein Problem und ignorierte es.

An einem Freitag abends fuhr ich mit meinem PKW vom Dienst nach Hause. Mein Vater kam mir mit seinem Fahrrad auf der falschen Straßenseite entgegen, das war dann doch auch mein Problem. Ich wollte am Abend mit ihm darüber reden, er wich aus und ich merkte, er konnte den Fehler nicht nachvollziehen.

Biografischer Hintergrund und Maßnahmen:

Vater erlebte seine Jugendzeit in Großarl, damals ein Bergdorf fern jeden Autoverkehrs. In der Jugend hatte er mit Autos keine Erfahrung, man fuhr seinerzeit im Sommer mit dem Pferdegespann, im Winter mit dem Schlitten. Also musste er auch keine Verkehrszeichen kennen. Von Jugend an fuhr er Fahrrad. Ob man bei Gegenverkehr mit Pferdegespannen rechts oder links fuhr, war eigentlich egal. Das Problem mit dem Autoverkehr kam erst in den 70-iger Jahren in dieser Intensität auf uns zu. Einbahnen habe ich selbst in meiner Jugend nur wenige gekannt. Trotz des Wissens um die frühere Zeit musste ich das Problem in der Gegenwart lösen.

Ein klärendes Gespräch am Abend war meinem Vater keine Hilfe. Er ging davon aus, dass es klar sei, dass Autofahrer auf Fußgänger und Radfahrer zu achten hätten. Wäre das nicht so, hätte man ihn als Straßenkehrer längst überfahren. Das Gespräch fruchtete also nicht.

Nachdem das Aufsteigen auf das Rad ohnehin schwierig war, zeigte ich ihm in den nächsten Tagen einen einfachen Home-Trainer, den er vom Sessel aus bedienen konnte. Eigentlich gefiel ihm das Gerät, aber das gute alte Fahrrad hatte sowohl materiellen als auch ideellen Wert. Was für andere ein teurer Sportwagen war, war für ihn lebenslang sein Waffenrad. Ich musste mir etwas einfallen lassen.

Einige Tage nach diesem Geschehen sprach mich wieder die Polizei an, Vater sei wieder gegen die Einbahn gefahren. Das Handeln meinerseits war gefragt. Ich hatte eine für ihn brauchbare Idee. Eines Abends erzählte ich, dass ich mir ein neues Rad kaufen werde.

Er hörte zu und meinte: „Ich gebe dir mein Rad, vorläufig nur auf Probe, denn wenn du das Rad nicht ausreichend pflegst, kommt es wieder zu mir zurück." Prinzipiell war das Problem damit gelöst. Ich musste ihm aber regelmäßig das Rad zur Kontrolle zeigen, ob es geputzt, geölt und gut gepflegt wird.

Er trainierte daheim mit seinem Trainingsgerät und fand Gefallen daran. Ab und zu trainierte auch die Nachbarin mit seinem Trainer. Er wurde dadurch wieder wichtig und bestärkt. Den Verwandten und Bekannten erzählte er, dass ihm seine Tochter das Rad abgebettelt habe und er als guter Vater dem Betteln nachgab. Es war für uns beide eine gute Lösung.

Es war wichtig, dass alle Begleiter informiert wurden, damit sie bei Besuchen zum Trainieren motivierten.

4.3.7 Die frühere innere Uhr kommt zurück, die Zeit dreht sich zurück

Mein Vater gewöhnte sich schnell daran, fand es aber notwendig, dass ich zweimal täglich kam, unsere Heimhilfe einmal täglich, die zusätzlichen Begleiter wie Nachbarn öfters am Tag, aber halbwegs regelmäßig. Die Verwandten und Bekannten kamen per Zufall.

Alle regelmäßigen Begleiter schrieben Erinnerungszettel, damit zwischen den Betreuungsstunden nichts passierte und Vater wusste, wann jemand käme, falls Schwierigkeiten auftauchen oder er Hilfe braucht.

Während des Tages gab es keine Probleme, er konnte machen, was er wollte, war viel unterwegs. Die ersten Probleme zeigten sich in den frühen Morgenstunden, wenn ich auf den Weg zum Dienst bei ihm vorbei fuhr, das war um 6:15 Uhr. Das Bett war leer, niemand war zuhause. Aufgrund dessen, dass Vater durch seine

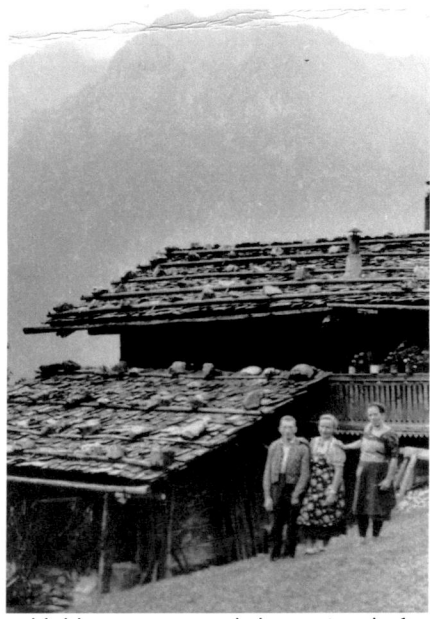

Abbildung 12: Der geliebte Heimathof, Dellach in Großarl, Vater mit zwei Schwestern, um 1940

abgenützte Hüfte Gangstörungen zeigte und des öfteren gestürzt war, wollte ich sicherheitshalber nachschauen. Der Schrecken meinerseits war begründet, ich wusste nicht, wie lange er weg war. Ich fuhr mit dem Auto, um ihn zu suchen, er saß auf einer Kiste für Zeitungen vor dem Lebensmittelgeschäft, in dem er einkaufte. Als er mein Auto erkannte, ich ausstieg und leicht nervös fragte, warum er nicht zuhause sei, wo er doch wisse, ich komme und mache mir Sorgen, meinte er: „Was heißt Sorgen? Will man frische Ware, muss man in der Früh einkaufen gehen und nicht zu Mittag wie die feinen Damen, die vorher schlafen. Ich warte einfach, bis das Geschäft aufsperrt."

Ein ähnliches Problem gab es beim sonntägigen Kirchgang. Viel zu früh stand Vater meist vor der versperrten Kirche, konnte nicht hinein und ging nach geraumer Zeit zum Frühschoppen. Tagsüber schimpfte er aggressiv, weil der Pfarrer sich verschlafen hätte.

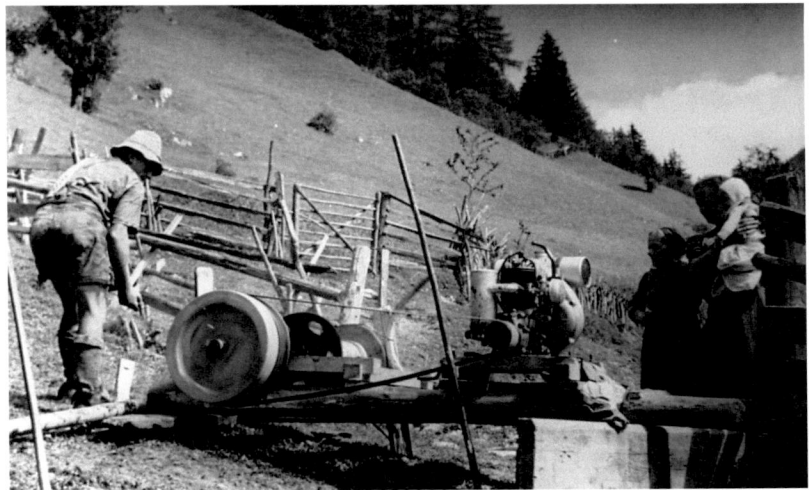

Abbildung 13: Die Arbeit am Bauernhof beginnt früh am Morgen

Biografischer Hintergrund und Maßnahmen:

Der elterliche Hof meines Vaters lag sehr abgelegen etwa 2,5 Stunden Gehzeit von der Kirche und vom Ortszentrum entfernt. Wenn er in die Kirche oder zum Einkaufen ging, rechnete er mit dieser Zeit. Diese 2,5 Stunden Gehzeit plante er auch im Alter ein. Er berechnete alte Entfernungszeiten für neue Situationen.

Die Begleiter mussten seine innere Uhr erfahren lernen, wir mussten unseren

Rhythmus danach ausrichten. Korrektur oder Zeitveränderungen hatten keinen Sinn, er konnte sie sich nicht merken. Der Tages-, Wochen- und Jahresrhythmus wurde nach seinen früheren Gewohnheiten ausgerichtet.

Es gab Vereinbarungen, was im Haushalt fehlte und wann er einkaufen gehen sollte, Erinnerungszettel wurden geschrieben.

4.3.8   Fehleinschätzungen in vielen Bereichen des Lebens

Mein Vater verlernte, bestimmte Situationen korrekt einzuschätzen. Er gab Unmengen Trinkgeld, verschenkte Geld ohne besonderen Anlass, verschenkte alles, was Besuchern gefiel, er hielt sich nicht mehr an Vereinbarungen, machte den Begleitern oft unberechtigte Vorwürfe, er warf seine ärztlich angeordneten Medikamente in den Müll, z.B. Diuretika.

Problematisch wurde die Situation, wenn er Kaufverträge von Vertretern unter der Wohnungstür unterschrieb, ich hatte einiges an Stornierungen zu erledigen. Wenn Ortsunkundige ihn auf der Straße nach dem Weg fragten, meinte er: „Warte, ich steige in dein Auto ein und zeige dir den Weg." Berechtigte Vorsicht hatte er verlernt.

Viele Situationen erschwerten die Begleitung zu Hause. Er wollte sich auch keine Regeln von mir und den Begleitern aufstellen lassen, er war schließlich unser Chef, wie er es nannte. Ich als seine Tochter hatte besondere Probleme, ihm Empfehlungen zu geben. Er sagte mir sehr oft: „Schämst du dich nicht, wie du mit deinem Vater umgehst. Ich hätte mir nie gedacht, dass du so bist."

Immer aber hatte er den Wunsch, zuhause in seiner Wohnung zu leben. Oft sagte er, wenn ich ihn wieder einmal belehren wollte: „Am besten ist, du bleibst in deiner Wohnung und ich in meiner, dann haben wir beide keinen Ärger."

Biografischer Hintergrund und Maßnahmen:

Mein Vater war ein Leben lang ein sehr gutmütiger Mensch. In der Zeit, als wir nicht mehr so sparen mussten, war er auch bereit, anderen Bedürftigen zu schenken, er machte gerne Freude. Angst vor Fremden hatte er nie gelernt. Lediglich „Ausländern", wie er Menschen aus anderen Ländern bezeichnete, traute er nie.

Ich bat die Wohnungsnachbarn, ein wenig Obacht zu geben, wenn Fremde an der Tür waren. Vertreter hatten den Vorteil, dass sie an jeder Türe läuteten, nicht nur an unserer, so wurde kontrolliert.

Bezüglich Trinkgeld und Geschenken musste ich die betreffenden Personen informieren. Wenn ein Anlass war, bereitete ich für ihn immer Überraschungen zum Verschenken vor, er machte es mit Vergnügen. Jeden Ersten eines Monats erledigte ich in seiner Anwesenheit die regelmäßigen Ausgaben. Für die Betreuer beriet ich mit ihm, wie viel Trinkgeld oder Geschenke sie bekamen. So wurden zu seiner Freude einige Menschen mit gut geplanten Kleinigkeiten beschenkt.

Ich selber brachte ihm bei jeder Gelegenheit kleine Geschenke mit, um die Stimmung zu heben, wenn ich so oft korrigierend eingreifen musste. Ein wenig Schokolade, Malzzuckerl, Traubenzucker, o.ä. Kleinigkeiten, die früher Seltenheit waren. Das gab ihm das Gefühl und so formulierte er es immer wieder: „Meine Tochter mag mich!"

5. Eingeschränkte Mobilität, Zunahme der Gedächtnisstörungen, Desorientiertheit, Störung der Gefühle

Einige Jahre zeigte sich unsere Betreuung gut und ausreichend. Etwa 1996 kamen für meinen Vater neue, schlimme Symptome dazu. Er stürzte immer öfter, einige sehr schmerzhafte Prellungen und Brüche waren die Folge. Die Krankenhausaufenthalte führten zur cerebralen Dekompensation. Er zeigte Verwirrtheitszustände bei Tag und bei Nacht, konnte einfache Tätigkeiten nicht mehr allein ausführen. Ich wusste nicht, ob die Betreuung zu Hause noch möglich war.

Er selber war in seinen orientierten Augenblicken ratlos und verzweifelt, aber immer mit der Bitte: Ich will heim in meine Wohnung. Sämtliche Begleiter wie Nachbarn, unsere Sabine, mein Mann und ich versuchten, eine mögliche Betreuungskette zu konstruieren. Alle waren zu Mehrleistungen bereit. Ich organisierte zwei weitere Hilfen, um Engpässe in der Pflege zu vermeiden. Der

Hausarzt sagte die nötige ärztliche Unterstützung zu.

Somit war ich gestärkt und gerüstet für den nächsten Abschnitt. Die Betreuung war viermal täglich, sieben Tage in der Woche möglich.

5.1 Die große Freude

Der 80. Geburtstag stand bevor. Mein Vater wollte, wie er formulierte, seine Verwandten noch einmal sehen. Feiern waren bei uns zuhause immer besonders schön und auch für ihn positiv in Erinnerung. Auf seinen Wunsch hin gab es eine große Feier im Gasthaus, das wollte er sich „leisten".

Wir machten ein Foto für die Einladung und schrieben den von ihm erwünschten Angehörigen einen kleinen Einladungsbrief mit Vaters wörtlicher Bitte: „Kommt zu meinem 80. Geburtstag, denn bei meiner Beerdigung habe ich nichts mehr davon." Für einige Leser mag das makaber klingen, aber die Formulierungen meines Vaters waren immer sehr deutlich, wenn auch wie in diesem Beispiel sehr direkt.

Tatsächlich kamen alle geladenen Gäste. Nahe Verwandte, Freunde, Bekannte und Betreuer. Das Größte für meinen Vater war ein Fest nur ihm zu Ehren, es war das erste in seinem Leben und er konnte von dieser Freude später noch lange zehren, wenn oft schwierige Zeiten der Krankheit kamen.

Die Bauernmusikkapelle kam und spielte ein Ständchen. Mein Vater war langjähriges Mitglied und in seiner Spendenfreudigkeit ein großer Gönner. Das war der Gipfel seiner Freude. Unsere gesamte Wohnstraße konnte Anteil nehmen und sein hohes Alter für ihn gebührend würdigen.

Wir wussten damals noch nicht, dass ab etwa diesem Zeitpunkt die Beschwerden massiv zunehmen würden und die Krankheit ihr krasses Bild zeigte.

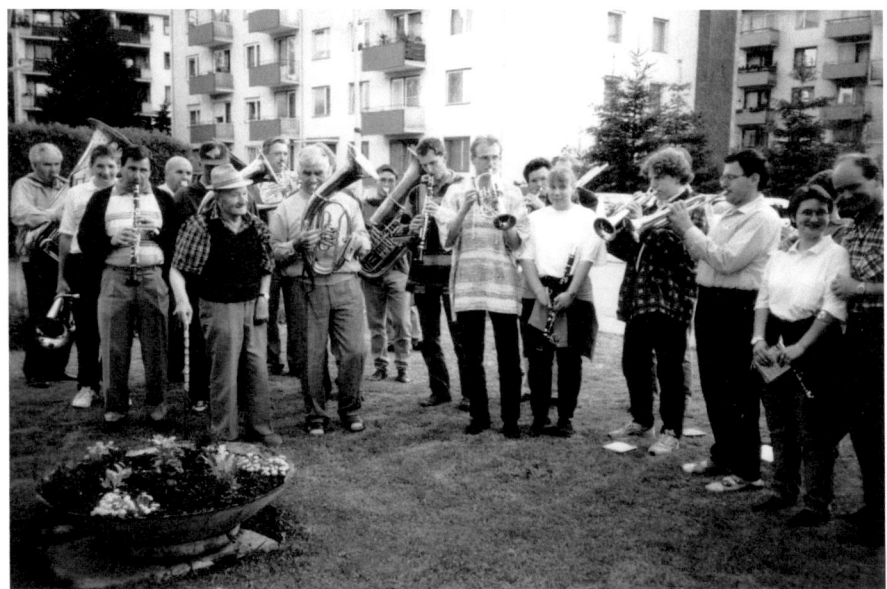
Abbildung 14: Die Musikkapelle gratulierte zum 80. Geburtstag

5.2 Mittleres Demenzstadium

Keiner weiß, wie lange die einzelnen Stadien von Demenz dauern. Es ist von vielen Faktoren abhängig. Einerseits von Zusatzerkrankungen, andererseits von Pflege und Behandlung. Bei meinem Vater wurden in diesem Stadium Hilfe und Unterstützung in fast allen Lebensbereichen notwendig. Vorangetrieben wurden der Abbau durch die eingeschränkte Mobilität. Ich stellte meinen Patienten den Orthopäden vor, ich wollte eine Operation für eine neue Hüfte. Da ich in einem Krankenhaus arbeitete, wo viele alte Menschen nach Hüftoperationen rehabilitiert wurden, war ich auch für Vater zuversichtlich.

Nach langen Überlegungen mit einem Ärzteteam sind wir gemeinsam zur Entscheidung gekommen, die Operation abzulehnen. Vater wollte es ohnehin nicht, seine Operationsangst war sehr groß. Der Orthopäde wusste auch, wenn der Rollstuhl mit dieser Abnützung ohne Operation nicht verhindert werden kann, ist es für die Gehirnbelastung vernünftiger, auf die Operation zu verzichten. Als Angehörige bin ich darüber froh, nicht im vorab gewusst zu haben wie lange das Leiden dauert und wie intensiv es verläuft.

5.3 Die Begleiter

Das Team in diesem Stadium setzte wie folgt zusammen: Unser Hausarzt bot sich an, einmal im Monat vorbeizuschauen. Sabine, unsere Mitarbeiterin, die früher nur den Haushalt führte, nun aber pflegerische Tätigkeiten übernehmen musste, eine Heimhilfe, unsere Annemarie, eine pensionierte Heimhilfe, Frau Scherer, mein Mann und ich. Dazu zwei Nachbarinnen, die während des Tages viele Male nachschauten.

Meine Helfer waren Heimhilfen und Hausfrauen, die unter meiner fachlichen Leitung die Betreuung abdeckten. Lediglich wenn ich Urlaub hatte, gab es eine Abmachung mit dem Hausarzt, mit meiner Station im Krankenhaus und einem Anbieter für Hauskrankenpflege, dass die Begleiter sich dort Fachhilfe holen könnten. Das gab den Betreuern und mir im Urlaub Sicherheit.

Ich weiß, dass es für eine Diplomkraft ungewöhnlich ist, auf Laienhilfe auszuweichen, aber selbst diese Entscheidung wurde mir von den professionellen österreichischen Anbietern erleichtert. Die Betreuungszeiten, die ich zukaufen wollte, waren nicht möglich. Das heißt, meine Anfrage um Abenddienste ab 20:00 Uhr und Wochendienste wurde abgelehnt.

Ich stellte einer Organisation einmal meinen Betreuungsplan vor und bekam die Auskunft, Patienten mit einem so hohen Pflegeaufwand würden nicht übernommen. Bemerkenswert ist, das war vor dem Erreichen des schweren Stadiums der Demenz.

Der größte Vorteil meines Team war aber die besondere Liebe zu meinem Vater, das hohe Engagement aller Beteiligten, meine Vorschläge umzusetzen und die Individualität der Betreuungszeiten. Nach Tagesverfassung wurden die Zeiten ohne bürokratischen Aufwand verlängert oder eingehalten. Die finanzielle Abwicklung war mit der Pension meines Vaters und dem Pflegegeld gut möglich.

Viele neue Symptome folgten und verlangten meine fachlichen Planungen und meine Überwachung. Das Team wuchs sehr eng zusammen. Vater nannte es oft seine neue Familie.

5.3.1   Veränderte Bewegungsfähigkeit

Seit dem letzten Krankenhausaufenthalt war Gehen nur mehr mit einem Gehstock (Hakelstecken) und Begleitung möglich. Auch mit dem Gehstock trat enor-
me Gangunsicherheit auf. Allein ins Freie zu gehen, wurde riskant. Der Versuch
mit einem Gehwagen scheiterte, weil mein Vater den Wagen zu verwenden
vergaß, wenn niemand dabei war, und erneut in Gefahr war. Die Reaktionszeit
war enorm lang geworden, deshalb brauchte er für kurze Strecken sehr lange.

Spazieren gehen verlangte Begleitung, Einkaufen war allein nicht mehr möglich,
es wurde gefährlich, wenn er an der Wohnungstür nachschaute, wenn jemand
läutete. Diese Situation war für meinen Vater dramatisch. Immer öfter fanden
wir ihn traurig in der Wohnung vor, mit Tränen in den Augen. Er klagte nicht
wirklich, aber er war zunehmend verzweifelt. Es tat ihm sehr weh, von der
Selbstständigkeit Abschied zu nehmen. Dieser Trauerarbeit wird in der Begleitung alter Menschen meist zu wenig Bedeutung beigemessen.

Biografischer Hintergrund und Maßnahmen:

Mein Vater hatte ein Leben lang in freier Natur gearbeitet. Durch die Verbin-
dung zur Natur empfand er nicht nur Lebensglück, sondern er erhielt damit
auch seine zeitliche Orientierung.

Er war nicht gewöhnt, von anderen Menschen abzuhängen. Im Beruf musste er
nicht in einem Team arbeiten, er konnte sich die Arbeit selber einteilen.
Zuhause war er als Familienoberhaupt der Chef und wieder entschied er den
Rhythmus. Beruflich war er immer „auf den Beinen". Als meine Mutter herzkrank wurde, machte Vater sehr viele Wege für sie, um sie zu schonen. Er selber
schonte sich wenig, er führte ein sehr bewegtes Leben.

Umso schlimmer traf ihn die eingeschränkte Mobilität. Die Wohnung wurde
zum Käfig. Natürlich verkleinerte sich der Kreis der Bekannten rasch. Viele
Freunde, die er zu Beginn seiner Krankheit im Geschäft, im Gasthaus oder im
Kaffeehaus traf, schienen auszubleiben. Wir mussten Bezugspflege aufbauen.
Alle, die ihn pflegten, mussten Familienangehörige und Freunde ersetzen. Er
musste sich das erste Mal in seinem Leben nach anderen ausrichten. Mit dem
Verlust der Selbstständigkeit trifft das auf alle Dementen in diesem Stadium zu.

Die Begleiter mussten mit ihm gemeinsam Unternehmungen starten, die er vorher allein machte. Das Ausmaß war geringer, aber für meinen Vater gut erträglich, er war jetzt oft mit seinen Betreuerinnen unterwegs. Wir versuchten ihn so gut wie möglich in das Ortsgeschehen einzubinden. Er sollte sich nicht in seiner Wohnung allein gelassen fühlen. In dieser Zeit wurde mein Mann als Partner für meinen Vater von Bedeutung. Mit einem Mann ins Gasthaus oder zum Seniorenclub zu gehen ist anders als mit Frauen.

Wir mussten für Abwechslung sorgen. Das bringt zusätzliche Kosten für die Betreuung. Die lohnen sich, wenn man sie dem Lebenssinn gegenüberstellt. Gemeinsames Arbeiten, Diskutieren, Feiern, Lachen und Singen machten die schwere Zeit erträglich.

Wir mussten aber aufpassen, bei eingeschränkter Bewegung die noch vorhandenen Ressourcen nützen. Genaue Ressourcenbeobachtung und Planung des Aktivitätstrainings waren wichtig. Seine Orientierung musste unterstützt werden, seinen eigenen Möglichkeiten waren durch die Bewegungseinschränkung nur mehr bedingt gegeben.

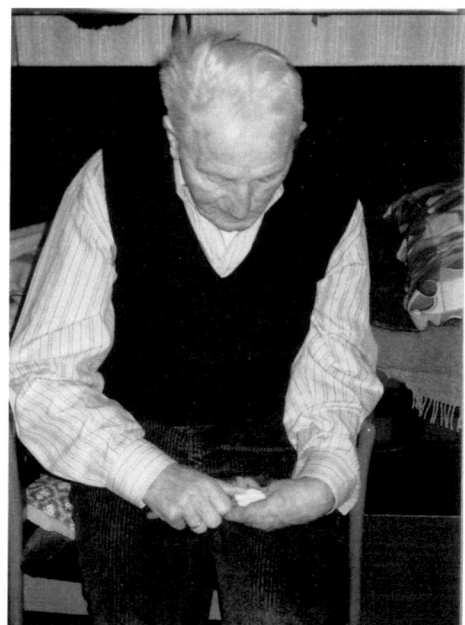

Abbildung 15: Der Apfel musste selber geschält werden

Die Betreuerinnen mussten konsequent bleiben, das Restkönnen meines Vaters zu fordern. Er neigte mit seinem Charme dazu, uns in liebevoller Weise um den Finger zu wickeln, z.B. testete er sehr oft unsere Standhaftigkeit, indem er sagte: „Ich bin schon so alt, das machst du mir. Du bist mir die Allerliebste."

Ausnahmen in der Förderung darf es geben, aber sie dürfen nicht zur Regel werden, sonst verkümmern die Ressourcen. Das kostet sehr viel Zeit. Im häuslichen Bereich ist der Zeitaufwand aber gut möglich.

Rund um das Geschehen wurde er in die Tätigkeiten aktiv eingebunden.

Gerne hätte er sich von den Betreuerinnen alles abnehmen lassen. Ein Dementer kann die Notwendigkeit für Trainings nicht immer realistisch einschätzen. Es erforderte einige Diskussionen, um ihn immer wieder zur Selbstständigkeit zu motivieren.

5.3.2 Dialogfähigkeit erhalten ist nicht immer einfach

Unser Ziel war es, gelungene Kommunikation zu gestalten. Mir war wichtig, dass es im Umfeld meines Vater immer etwas Ansprechendes für ihn zu erleben gab. Langeweile ist bekanntlich für die Hirnleistung im Alter nicht förderlich.

Gelungene Kommunikation ist ein wesentlicher Bestandteil des Gelingens der Beziehung zwischen Patienten und Begleitern. Auch im Umgang mit dementen Menschen ist respektvolle Kommunikation die Grundlage.

Oft musste mein Vater für seine Einschätzung zu lange warten, bis seine Betreuerinnen kamen. Er beschimpfte uns dann oft ziemlich wild mit allen Tiernamen, die ihm einfielen. Trotzdem musste ein positives Gespräch angestrebt werden. Es müssen dem Patienten wichtige Themen gewählt und zugelassen werden.

Wir mussten uns immer wieder auf seine Vorschläge einlassen und er dankte es uns mit Zufriedenheit.

Auch biografische Andersartigkeit ist wertfrei zu akzeptieren. Ein Mensch mit Demenz kann im Alter meist nur das sein, was er in der Jugend war. Gerade deshalb kommt es in Familien oft zu Meinungsverschiedenheiten zwischen Jung und Alt.

Die Sprache verändert sich in der Demenz oft. Die Distanz war bei meinem Vater nicht mehr gegeben. Er duzte alle Betreuer, alle Besucher, eigentlich alle Menschen. Dafür entwickelte er eine Vertrautheit in seinem sozialen Umfeld, die für sein Verhalten aus früherer Zeit nicht typisch war.

Biografischer Hintergrund und Maßnahmen:

Mein Vater war bäuerlicher Herkunft, seine Milieusprache war der Pongauer Dialekt. Alle Bekannten seines Lebens wurden geduzt, wie es am Land üblich ist. Als ich Schulkind war, schämte ich mich manchmal, wenn er meine Lehrerin duzte. Für ihn war es damals schon schwierig, nicht zu duzen. Lediglich Ärzte und den Pfarrer sprach er immer mit Sie an.

Menschen gegenüber, die nicht Pongauer Dialekt sprachen, war mein Vater immer vorsichtig und distanziert. Mein Mann sprach z.B. eine sehr gepflegte Sprache, das verleitete meinen Vater in seinem Krankheitsstadium immer wieder zum Nachspotten, dabei lächelte er jedesmal schelmisch.

Unsere Betreuer waren alle aus dem Pongau und die Sprache passte für Papa. Lediglich mein Mann musste einige Nachäffungen über sich ergehen lassen. In Geschäften, Gasthäusern und überall, wo Menschen nicht Pongauer Dialekt sprachen, spottete er nach.

Die Betreuer müssen sich auf die Sprachgewohnheiten von alten Menschen einstellen. Sprache schafft Vertrauen oder Misstrauen. In anderen Dienstleistungsberufen ist es selbstverständlich, dass man sich am Kunden orientiert. In der Pflege bzw. in Krankenhäusern ist das noch nicht selbstverständlich.

Mit den Betreuern wurde auf Wunsch von Vater das gegenseitige Du vereinbart. Er nannte sich selber Vater und wollte von uns allen so genannt werden.

Kam es zu Zwischenfällen, weil er Nicht-Pongauer verspottete, schauten wir ihn an, zwinkerten ihm zu und er lachte. So ungefähr, wir verstehen uns schon.

Menschen, für die das Du nicht passte, wurden von den Betreuern informiert. So ging es allen gut, das Vertrauen war vorhanden. Ich erlebte in seinem Umfeld sehr viel Nachsicht.

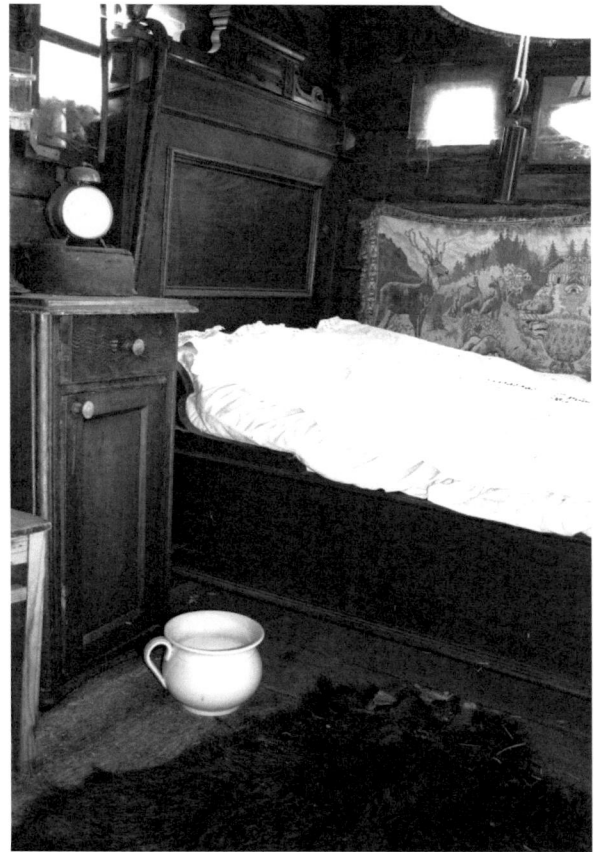

**Daheim bin ich dort,
wo ich mich auskenne !**

Abbildung 16: Damals im Daheim

5.3.3 Alle Begleiter müssen die Orientierungsfähigkeit unterstützen

Gefühlsstörungen wie Trauer, Aggression, Angst und Vitalstörungen sind oft durch Desorientiertheit bedingt.

Um die Kommunikation halbwegs gelungen durchzuführen, verlangt es sensibles Vorgehen beim Einsatz von Orientierungsangeboten. Oft kommt es zur Ablehnung von Seiten des Erkrankten. Die Einsicht für die notwendige Unterstützung ist meist nicht gegeben. Hätte ein Dementer diese Einsicht, könnte er sich selber behandeln. Leider ist bei Demenz das Realitätsurteil, was hilft, was braucht man und was nicht, empfindlich gestört.

Selbst bei ausgebildeten Pflegepersonen erlebe ich immer wieder, dass sie es für nicht notwendig finden, den Tag eines Desorientierten mit Orientierungstraining zu beginnen. Viele Zwischenfälle sind zu verhindern, wenn wir mit orientierten Menschen arbeiten. In der Betreuung meines Vaters wurden meine Orientierungsideen von den Betreuern gerne angenommen und inzwischen bei vielen alten Menschen weiter erprobt.

5.4 Fachliche Informationen zum Thema Orientierung

Für Interessierte ist dieses Thema in meinem Buch „Das Integrative Pflegekonzept, Band 1" sehr ausführlich beschrieben. Orientierung heißt sich Zurechtfinden räumlich, zeitlich, örtlich und mit Personen. Die Sinne helfen uns, unsere Orientierung zu finden.

Folgende Ebenen der Desorientiertheit werden unterschieden: zeitlich, örtlich, personell. Die gestörte Ebene der Orientierung ist zu unterstützen. Am besten versuchen wir, durch Gespräche die Störung zu ermitteln.

Von Verwirrtheit spricht man, wenn ein Mensch desorientiert ist und die Situation, in der er sich befindet, nicht erfasst. Das heißt, er zeigt nicht korrektes Verhalten in bestimmten Situationen.

Viele verschiedene Ursachen führen im Alter zu Desorientiertheit und Verwirrtheit. Nachlassen der Sinne, Umgebungswechsel, Gedächtnisprobleme, Stoffwechselstörungen, Flüssigkeitsmangel, akute Erkrankungen, Stress-Situationen, Medikamenten-Nebenwirkungen, Demenzen, u.v.a.

Bei Demenz kommt es zum chronischen Auftreten des Symptoms. Die Zeiten von Desorientiertheit oder Verwirrtheit müssen durch Training verringert werden, weil es zu sehr belastenden Begleitsymptomen kommt.

Die Begleiterscheinungen treten individuell auf. Angst, Unruhezustände, Schreien, Aggressionen, Weglaufen, Blutdruckanstieg, Gesichtsröte, Schweiß konnte ich am häufigsten beobachten. Viele Begleiter von alten Menschen beobachten die aufgezählten Symptome, ordnen sie aber nicht der Desorientiertheit zu. Für Begleiter ist es wichtig, auf die Desorientiertheit Einfluss zu nehmen. In der Desorientiertheit sind sämtliche Lebensbereiche gestört. Ein alter Mensch kann z.B. nicht in Ruhe essen, wenn er nicht weiß, wo er ist.

Der pflegerisch kompetente Umgang ist abhängig von der Ursache und von den Begleitsymptomen bei Desorientiertheit.

Zwei Möglichkeiten biete ich zur Begleitung an:
- Durch gezieltes Training Desorientiertheit mindern oder beheben. Jede Stunde, die orientiert erlebt wird, ist eine Steigerung der Lebensqualität.
- Die andere Möglichkeit ist, durch wertschätzenden, einfühlsamen Umgang den Desorientierten zu begleiten.

Falsch ist es, Desorientiertheit festzustellen, die Hilfsbedürftigkeit zu ignorieren und den Menschen in seinem Zustand allein zu lassen.

5.4.1 Orientierungshinweise für die Wohnumgebung

Orientierungstraining ist ein fixer Bestandteil in der Begleitung Dementer. Das gesamte Betreuungsteam muss einheitlich vorgehen. Mit Orientierungshilfen in Kurrentschrift machte ich bei meinem Vater sehr gute Erfahrungen. Diese Schrift konnte er immer lesen. Bei Informationen in Druckschrift hingegen verweigerte er das Lesen.

Orientierungshilfen sind bei Dementen von der Biografie abzuleiten. Das heißt, was einen Menschen in der Jugend angesprochen hat, wird auch im Alter ansprechen. Biografisches Arbeiten ist für viele Maßnahmen bei Demenz unverzichtbar.

Orientierungshilfen sind überall anzubringen, wo der Erkrankte sich aufhält, vor allem, wo er hinschaut. Für bettlägrige Patienten müssen bei Lagerungswechsel z.B. die Uhren umgestellt werden.

5.4.2 Biografischer Hintergrund und Maßnahmen für zeitliche Orientierung

Mein Vater hat sein Leben sehr viel in der Natur verbracht. Biografisch gesehen konnte er sich mit der Natur am besten orientieren. Dieses Wissen wurde Grundlage zu seiner Orientierung in der Betreuung.

Die Morgenbetreuung machte zuerst den Vorhang auf und schaute mit ihm nach dem Wetter. Beim Blick aus dem Fenster konnte er Bäume, Blumen und den Himmel sehen und konnte sich dadurch jahreszeitlich orientieren. Ein naturverbundener Mensch weiß, welche Blumen zu welcher Jahreszeit blühen. Meist ging der nächste Blick zum Wecker und er entschied, ob er schon aufstehen solle oder nicht.

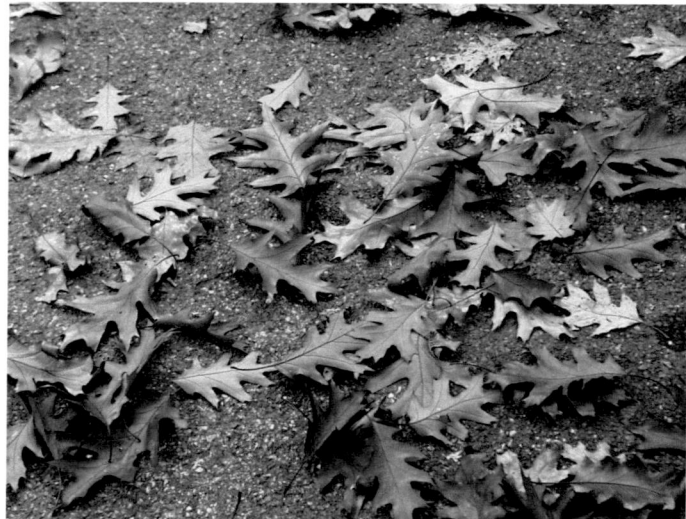

Abbildung 17: Eichenlaub am Boden

Wenn am Morgen vom Fenster aus Laub am Boden zu sehen war, wusste Vater, der Herbst ist da.

Wir müssen die Natur in den Wohnraum bringen, wenn der Mensch die Natur allein nicht mehr besuchen kann.

Die Wohnumgebung muss Auskunft über die Zeit geben. Uhren sind überall in der Wohnung im Blickfeld des Desorientierten anzubringen. Natürlich ist zu achten, dass die Uhren die aktuelle Zeit zeigen.

Uhren, die alte Menschen aus früheren Tagen in Erinnerung haben, geben Auskunft über die Zeit. Die Ziffernblätter müssen so gestaltet sein, dass sie gut ablesbar sind. Digitaluhren sind zu vermeiden, ausser es handelt sich um akute Desorientiertheit und der Mensch ist zeitangepasst.

Es wundert mich bei Besuchen in Altenheimen immer wieder, wieviele Uhren in Zimmern oder an Handgelenken es gibt, die stehengeblieben sind.

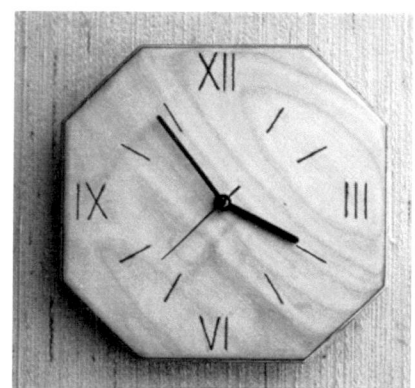

Abbildung 18: Uhren in jeder Form, gut ablesbar

Kürzlich war ich um 10.30 Uhr zu Besuch in einem neuen Altenheim, aufwendig und toll eingerichtet. An der Wand im Aufenthaltsbereich hing eine alte ansprechende Pendeluhr. Leider funktionierte die Uhr nicht.

Wohlgemerkt war das der Aufenthaltsbereich, in dem sehr viele desorientierte, bewegungseingeschränkte Menschen saßen. Einerseits werden alte Uhren aufgehängt, weil sie alte Menschen ansprechen. Andererseits werden die alten Menschen bei jedem Blick in die falsche Zeit geführt. Die Dame, die ich besuchte, fragte mich, was ich zu Mittag gegessen habe.

Unglaublich, dass qualifizierten Mitarbeitern solche Fehler immer wieder passieren. Noch unglaublicher, dass sie ihnen nicht einmal auffallen.

Beim Küchentisch, an dem mein Vater bei allen Mahlzeiten saß, stand eine Uhr neben dem Wochenkalender, mit dem Datum, Wochentag und Tagesgeschehen trainiert wurden. Darauf stand geschrieben, was heute Besonderes los ist. Z.B: Kommt Besuch, wann kommen welche Betreuer, ist eine Visite des Hausarztes angesagt und Ähnliches.

Beim Frühstück war es wichtig, Gewohntes anzubieten. Für einen Bauern und späteren Arbeiter war das Butterbrot mit Marmelade, dazu Kaffee oder Milch. Es erschwert die Orientierung, wenn ein dementer Mensch Speisen erhält, die er zeitlich nicht zuordnen kann. Weiche Eier, Müsli oder Joghurt hätte mein Vater nie mit Frühstück verbunden. Ein weiches Ei, erzählte er, bekam er als Kind zum Namenstag, und das war am 3. Dezember.

Der Advent-Tierschutzkalender half bei meinem Vater, ihm diese Tage näher zu bringen. Advent war in seiner Biografie eine wichtige Zeit für das Brauchtum. Der Kalender wurde an der Wand beim Diwan befestigt, so konnte er immer, wenn er tagsüber ein kleine Rast machte, Orientierung zur Zeit finden. Auch eine Uhr wurde in seinem Blickfeld angebracht.

Namenstage haben für die Orientierung großen Stellenwert. Alte Namen wie Maria, Anna, Gertraud, Rupert, Elisabeth, Josef, Martin, Johann, u.Ä. strukturieren mit dem dazu gehörenden Brauchtum das Jahr. Ich musste also mit Namenstagen, Lostagen und Kirchenfesten arbeiten, um zeitliche Orientierung zu erhalten. Daraus ergaben sich viele biografische Geschichten, die uns lehrten, Vater besser zu verstehen.

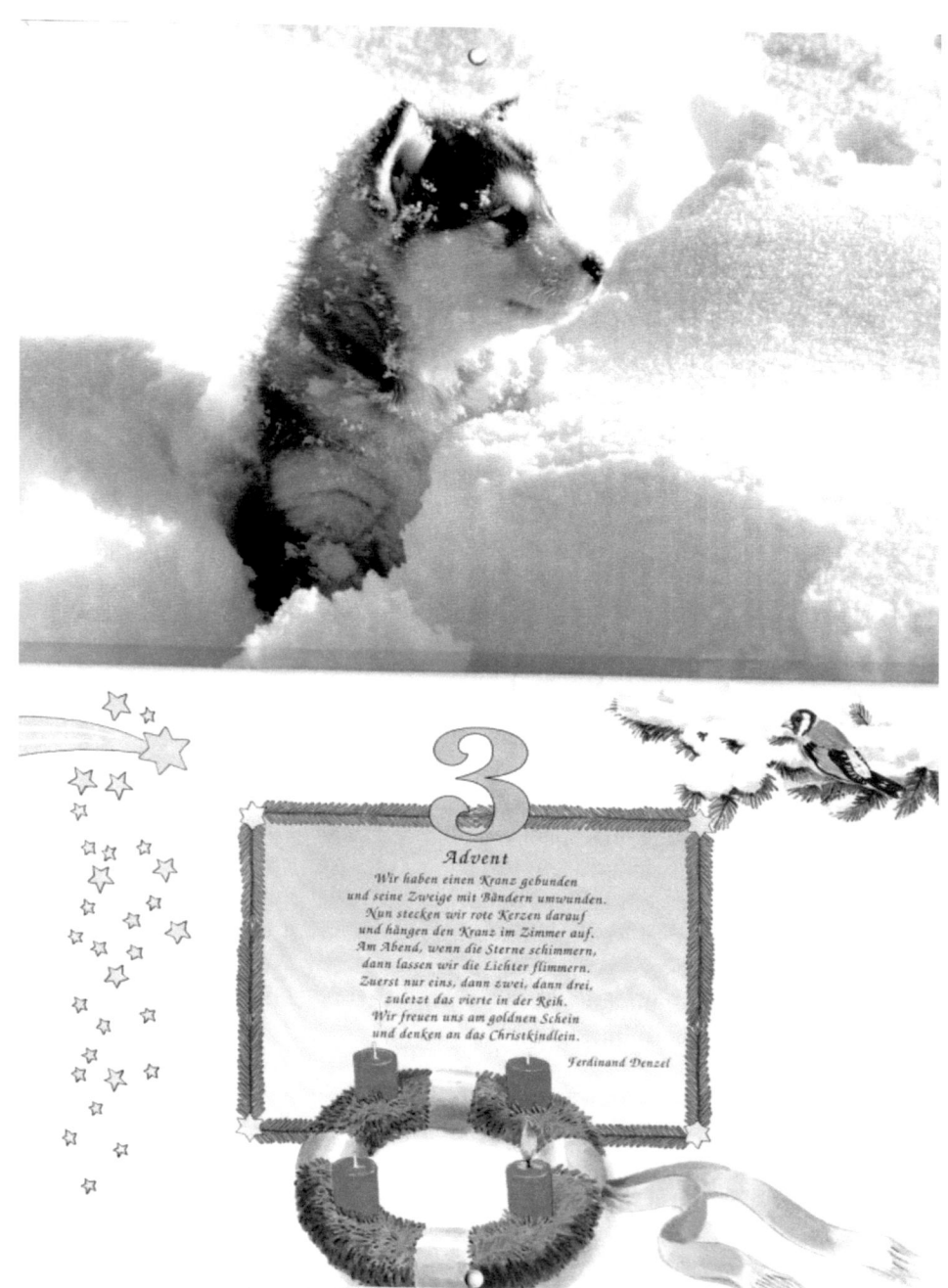

3

Advent

Wir haben einen Kranz gebunden
und seine Zweige mit Bändern umwunden.
Nun stecken wir rote Kerzen darauf
und hängen den Kranz im Zimmer auf.
Am Abend, wenn die Sterne schimmern,
dann lassen wir die Lichter flimmern.
Zuerst nur eins, dann zwei, dann drei,
zuletzt das vierte in der Reih.
Wir freuen uns am goldnen Schein
und denken an das Christkindlein.

Ferdinand Denzel

Abbildung 19: Tierschutz-Adventkalender

Leben bis zuletzt

Die Biografie eines Menschen ist nichts anderes als seine erlebte Geschichte. Wollen wir alte Menschen verstehen oder trainieren, ist es unerlässlich, sich mit ihrer Vergangenheit auseinander zu setzen. Auch ich musste von meinem Vater sehr viel anhören, um seine Aussagen wertfrei hören zu können.

Außer mit Uhren und Stehkalender wurde mit verschiedensten Kalendern trainiert. Bauernkalender mit allen wichtigen Namenstagen und Lebensregeln, ein Kalender vom Geschäft, wo er einkaufte und ein Tierschutzkalender, dieser wurde bevorzugt angeschaut.

Gute Dienste zur Orientierung leisten auch Radio und Fernsehen. Vor den Nachrichten erfolgt immer ein Hinweis zur Zeit. Tageszeitungen sind sehr dienlich, wurden aber von meinem Vater total abgelehnt. Seine Aussage dazu war: „Alles, was gedruckt ist, ist gelogen."

Für das Orientierungstraining aller Ebenen kann alles genommen werden, was den Menschen anspricht. Bei dementen Menschen ist das Ansprechen ihrer Gefühle für das Erinnern von Bedeutung.

Wenn das Zeitgefühl verlorengeht, ist es wichtig, mit zeitstrukturierender Begleitung zu arbeiten. Das heißt, jeden Tag um die gleiche Zeit sind die gleichen Tätigkeiten zu verrrichten. Wir müssen überlegen, was gehört zum Morgenritual, zum Vormittagsritual, zum Mittagsritual, zum Nachmittagsritual, zum Abend- und Nachtritual.

Die Wohnung muss mit jahreszeitlichen Hinweisen gestaltet sein. Der Aufwand ist nicht besonders groß, diese Utensilien können immer wieder verwendet werden. Jahreszeiten, Feiertage und Namenstage wiederholen sich. Außerdem verlangt ein Mensch, wenn er in die Desorientiertheit schlittert, viel mehr Zeitaufwand aufgrund der beschriebenen Begleitsymptome.

Früher gab es nur saisonale Küche. Biografisch gesehen orientierte sich mein Vater daran. Wir legten besonderen Wert auf dieses Prägungsphänomen. Aus Erzählungen erfuhr ich, zuhause wurden viele Kräuter für Tees, aber auch zum Kochen gesammelt. Wir machten es als Training, z.B. Lindenblüten zu sammeln, Salbei in der Wohnung zu trocknen. Marmelade wurde in seiner Küche eingekocht. Alle Vorräte wurden in seiner Anwesenheit beschriftet und in seiner Wohnung aufgestellt.

Früher war das nicht seine Tätigkeit, aber seit meine Mutter verstarb, sah er viele von ihren Aufgaben als seine Pflicht an.

Mit Sonntags- und Werktagsbekleidung arbeiteten wir bis zum Ende seines Lebens. Vater wählte seine Bekleidung seit jeher nach diesen Kriterien. Er war auch bei seinen Betreuern sehr kritisch in Bezug auf Kleidung. Er nörgelte ziemlich ungeniert, wenn ihm unser Outfit nicht gefiel.

Bei meinem Mann dagegen war die Situation meist anders. Ich machte es mir zur Gewohnheit, wenn ich Lebensmittel, Textilien, u.Ä. einkaufen ging, dass ich Vater alles zeigte, damit er halbwegs informiert ist, wie diese Dinge heutzutage ausschauen.

Bei meiner Mode gab es meist heftige Diskussionen. Egal ob ich ihm meine Schuhe oder Bekleidung zeigte, er war mit meiner Wahl nie zufrieden. Meine Schuhe waren ein heißes Diskussionsthema. Er ging von den ungeteerten Wegen seiner Jugend aus. Feste, grob genagelte Schuhen waren für ihn richtig. Meine modischen Stöckelschuhe fanden großen Widerstand.

Schuhe aus seiner Jugendzeit waren in seiner Erinnerung präsent. Alle Modelle der Gegenwart wurden abgelehnt.

Zwischen damals und heute gibt es doch einen kleinen Unterschied.

Ich zeigte ihm auch Bekleidungsstücke,

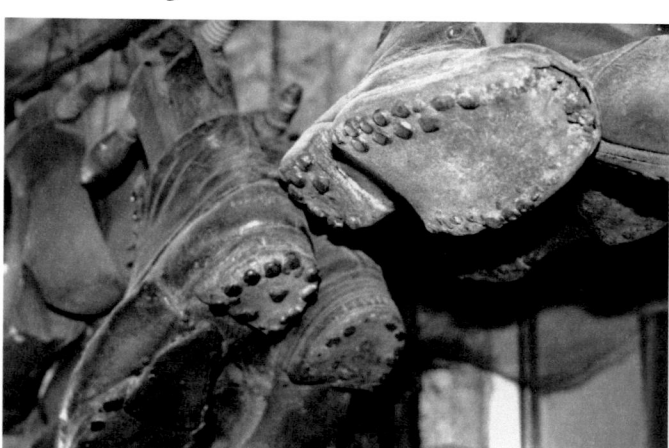

Abbildung 20: Genagelte Schuhe aus der guten, alten Zeit

die ich für meinen Mann kaufte. Sehr oft bettelte er solange, bis er z.B. das selbe Hemd bekam. Mit großer Freude teilte er meinem Mann dann mit: „Ich habe das gleiche Hemd wie du, nur schaue ich darin fescher aus." Diese und ähnliche Rivalitätskämpfe führte er mit seinem Schwiegersohn sehr gerne aus.

Will man die Argumentationen aus dieser Zeit verstehen, ist es nötig, sich mit der Vergangenheit alter Menschen auseinanderzusetzen.

5.4.3 Biografischer Hintergrund und Maßnahmen für örtliche Orientierung

Je mehr die Demenz fortschritt, umso mehr lebte mein Vater geistig wieder in Großarl am Bauernhof. Seine Wohnung, in der er seit 1960 lebte, wurde zwar als sein Eigentum erkannt und er war stolz darauf, aber die Umgebung verschwand langsam aus seinem Gedächtnis. Es machte auch nicht mehr Spass, Ausflüge in Bischofshofen zu machen. Nur wenn es Feste gab wie Musikantentreffen oder Umzüge, dann wollte mein Vater dabei sein.

Wir nahmen uns vor, regelmäßig seinen Heimathof zu besuchen. Der Hof war inzwischen neu gebaut, aber das alte Heimathaus stand noch daneben. Jede Kleinigkeit war Vater in Erinnerung, rund um das alte Haus alles bekannt. Fast jeder Baum hatte seine Geschichte. Bei diesen Ausflügen hörten wir jedesmal viele Geschichten aus seiner Vergangenheit, die mir noch unbekannt waren.

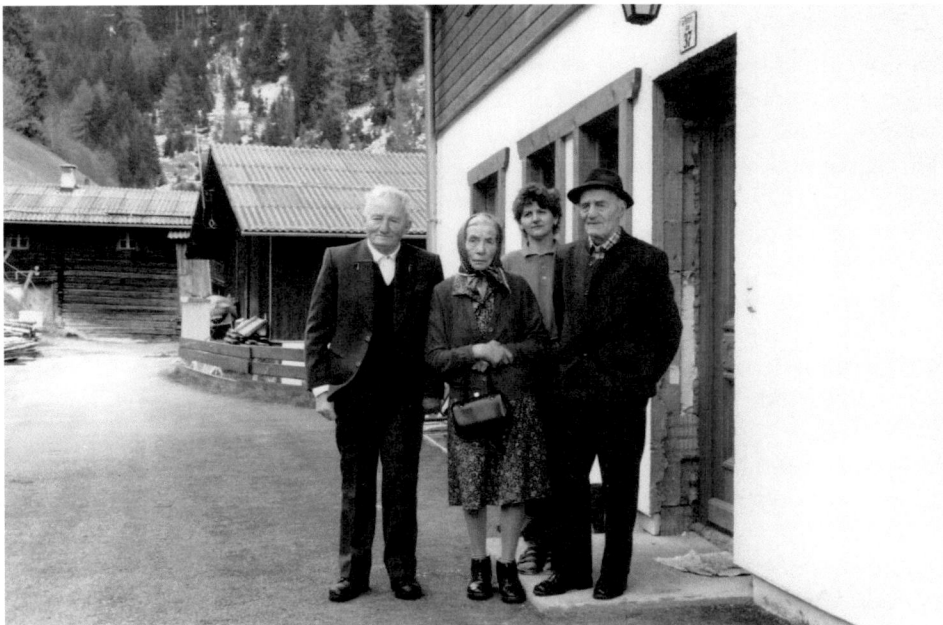

Abbildung 21: Der alte und der neue Heimathof

Vater lebte förmlich auf bei den Besuchen in Großarl. Trotz dieser Beobachtung wusste ich, es gibt es kein Zurück in die alte Heimat. Sehr oft, besonders am Abend, wollte er aus seiner Wohnung weg, nur heim zu Mutter, die aber seit etwa dreißig Jahren tot war.

Wenn wir in Bischofshofen mit ihm durch den Ort fuhren, für diese Ausflüge brauchte er inzwischen einen Rollstuhl, trafen wir viele Menschen, die gerne mit ihm plauderten. Ihm persönlich stachen vorwiegend Menschen ins Auge, die Trachtenbekleidung trugen, Arbeiter, die auf der Straße zu tun hatten oder auch Dinge, mit denen er im Leben unliebsame Bekanntschaft gemacht hatte, z.B. Kanaldeckel.

Die Furcht vor jedem Kanaldeckel hatte Geschichte und die zeigte sich bei den Spaziergängen. Als Kind war er auf einen lockeren Kanaldeckel gestiegen, einge-brochen und hatte sich dabei den Unterschenkel verletzt. Wenn wir mit dem Rollstuhl in Richtung eines Kanaldeckels kamen, fing er jedesmal lautstark an zu schreien: „Pass auf, sonst sinken wir ein." Am besten war es, um nicht Aufsehen zu erregen, auf den Kanaldeckel hinzuweisen, bevor er ihn sah. Dann war er beruhigt, weil er unsere Vorsicht erkannte.

Alle, die ihn ansprachen, viele kannten ihn von früher oder aus Erzählungen, lud er ein zu sich nach Hause. Wenn diese Menschen fragten, wo er denn wohne, so genau wüssten sie das nicht, dann kam die Beschreibung der Adresse: „Ne-ben der Gendarmerie steht ein Haus mit zwei Eingängen, beim zweiten Eingang steht eine schöne, große Silbertanne, da seid ihr richtig. Dann im Parterre, Türe 3 ist offen. Ihr müsst einfach hineingehen."

Die Straße dazu konnte er nicht mehr nennen. So wie er sich früher an Bäumen und Abzweigungen orientierte, nach dem gleichen Muster machte er es in die-sem Stadium der Demenz. Auffallend wurde sein Vergessen, als er noch mobil war, stürzte und in das Krankenhaus eingeliefert wurde. Er konnte seine Adresse nicht nennen, nur diese Beschreibung neben der Gendarmerie angeben. Die Ärzte stuften ihn bei der Aufnahme als verwirrt ein, und seine richtigen Aussa-gen wurden entsprechend in Frage gestellt, bis ich kam und eingreifen konnte.

Darum ist das korrekte Vorgehen bei Desorientiertheit von großer Bedeutung. Eigentlich ist es ein kleines Symptom, seine Adresse nicht nennen zu können, es hat aber für die Person und das Umfeld oft schlimme Auswirkungen.

In der Wohnung daheim ist aufgefallen, dass Vater oft fragte: Wo ist mein Anzug, wo ist mein Hut, u.Ä. Bei genauerem Beobachten merkten wir, dass er sich in der eigenen Wohnung nicht immer zurechtfand, räumlich desorientiert war.

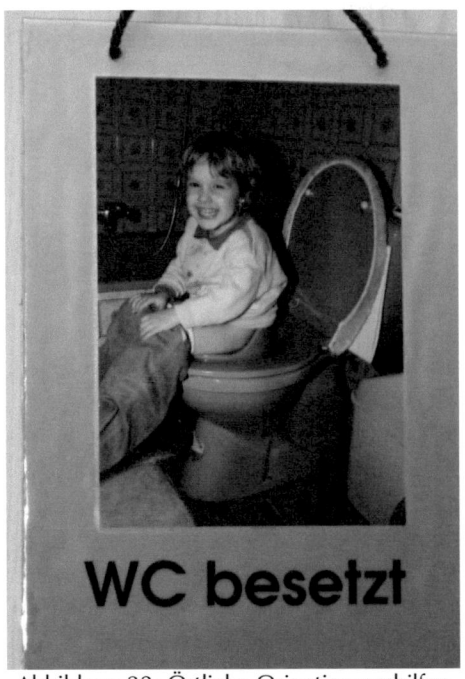

Der Zufall half uns das Problem zu lösen. Vater war nach dem Sturz mit Oberarmfraktur an meiner Station zur Rehabilitation. Unsere Station war damals vorbildlich mit Orientierungshilfen ausgestattet. Als er nach Hause kam, meinte er: „Wir brauchen solche Schilder wie im Krankenhaus, denn die Nachbarinnen finden sich bei mir nicht zurecht und schauen bei jeder Tür hinein."

Obwohl mein Vater 42 Jahre in seiner eigenen Wohnung lebte, fand er sich örtlich nicht immer zurecht. Die Hinweisschilder führten zur Orientierung. Wir verwendeten Kinderfotos, auf denen er entweder Eltern oder Kinder gut kannte.

Abbildung 22: Örtliche Orientierungshilfen in der eigenen Wohnung

Außerdem wusste er, dass die Schilder für seine Nachbarn und Betreuer sind. Kommt der Vorschlag vom Patienten selber, ist es von Vorteil, weil diese Angebote besser angenommen werden.

So kamen in der Wohnung zu einigen Uhren und Kalendern die räumlichen Orientierungshilfen dazu. Die Räume wurden beschildert, er fand sich in seiner Wohnung letztlich doch wieder zurecht. Kam Besuch, trat er als Lehrmeister auf und erklärte, er habe Angestellte, die brauchen diese Hilfen.

Das Telefon in seiner Wohnung wurde eine Zeitlang noch von ihm selber benutzt. Aber Freude oder Sicherheit gab es ihm nicht. Wenn ich öfters am Tag anrief um nachzufragen, war er meist sehr ungehalten und legte nach den Worten: „Mir geht es gut, kommst eh bald", einfach auf. Telefonieren gehörte nicht zu seiner Vergangenheit, zu seinen Lebensgewohnheiten.

Ich wollte ihm oft erklären, dass das Telefon zur Sicherheit für ihn wäre und er damit Hilfe holen könnte. Wir trainierten, trainierten, aber wir schafften es nicht. Es war eben nur mein Anliegen, nicht das seine. Er löste Probleme auf seine Weise. Wenn er Hilfe brauchte, ging er mit letzter Kraft zur Nachbartüre und klopfte mit seinem Gehstock an, anstatt zu läuten. Aber es funktionierte, er bekam Hilfe.

Als er wenig später wirklich nicht mehr gehen konnte, saß er tagsüber beim Fenster und klopfte oft ziemlich laut gegen die Scheibe. Menschen, die vorbeigingen und ihn kannten, warfen einen Blick auf sein Fenster. Er deutete, sie sollen kommen, und sie kamen, die Tür war offen. So bekam er oft Besuch, Hilfe brauchte er meistens nicht, es war Langeweile. Im Hintergrund motivierte ich Menschen aus unserer Straße, ihm zu winken, er freute sich riesig darüber.

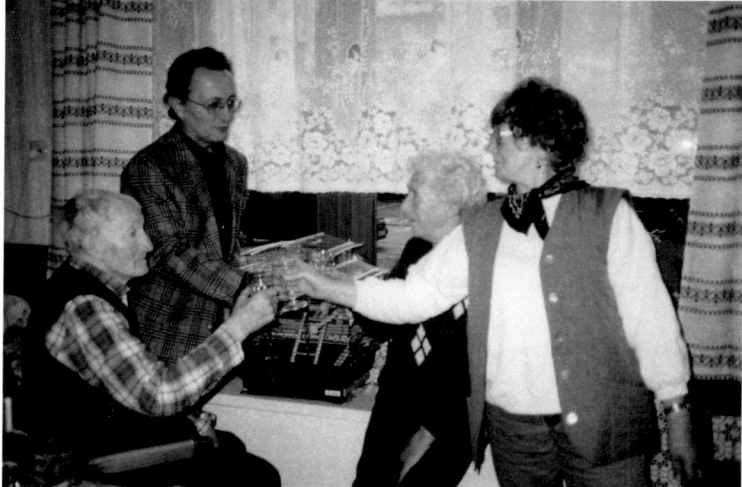

Der Vogel Burli war immer bei ihm. Er wurde zum Lebensbegleiter, als die Mobilität nachließ.

Ähnliche Verhaltensweisen kennen wir aus Krankenhäusern oder Heimen. Alte Menschen läu-

Abbildung 23: Die Nachbarinnen waren um Vater sehr bemüht

ten oder rufen um Hilfe. Sie können ihr Anliegen nicht formulieren, freuen sich aber, dass jemand kommt.

5.4.4 Biografischer Hintergrund und Maßnahmen für persönliche Orientierung

Zur Person desorientiert sein kann sich auf die umgebenden Personen oder auf die eigene Person beziehen.

Erkennt man Personen, die pflegen, nicht, kommt es natürlich zu Angst und Widerstand. Verliert man Wissen um die eigene Person, so verkennt man nicht nur sein Spiegelbild, man weiß auch das eigene Lebensalter nicht.

Veränderte Angaben zur Eigenbiografie weisen auf Zeitgitterstörungen hin, die viele Demente aufweisen. Praktisch meine ich damit, dass die Betroffenen, je nachdem wer sie fragt, einmal verheiratet sind, das andere Mal nicht, oder dass sie einmal fünf Kinder, das andere Mal eines angeben. Meist ist alles wahr, nur eben nicht aktuell, die Zeit ist durcheinander gekommen.

Alle Betreuer müssen Strategien entwickeln, dass sie selbst dem zu Pflegenden in Erinnerung bleiben. Meist merken sich desorientierte Menschen Erkennungszeichen, die ihnen wichtig sind. Es gilt also diese herauszuhören und einzusetzen.

Eine von Vaters Begleiterinnen hatte einen Hund namens Cäsar. Den Hundenamen wusste er. Die Pflegerin war dann „die mit dem Hund." Die Begleiterin wurde von ihm oft auch Mutter genannt. Ich war immer das „Diandl", mein Mann war immer der „Lothl", das waren die schelmischen Reste der Geschichte in Kap. 5.3.11. Die Sabine war sein „Binl". Natürlich kann man die Namen korrekt trainieren. Wenn das Gedächtnis sich verändert, legen sich alte Menschen oft für sie logische Eselsbrücken zurecht.

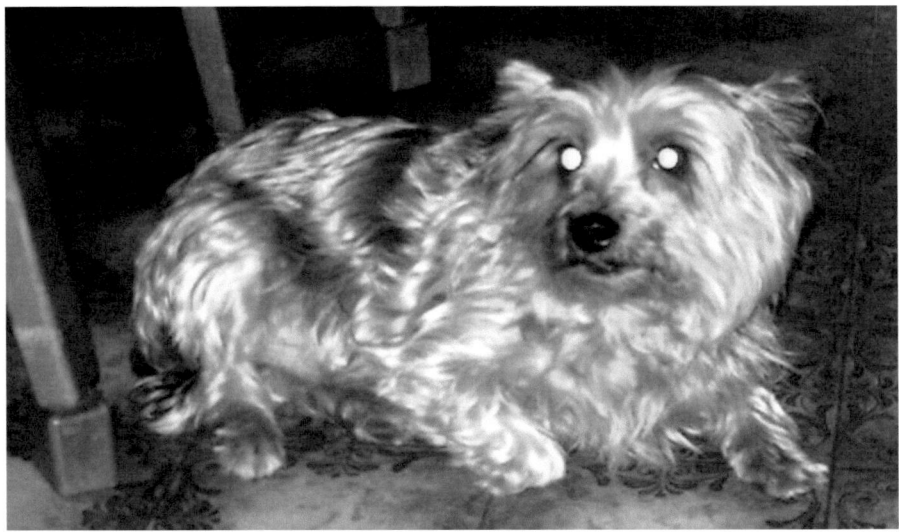

Abbildung 24: Cäsar, jahrelang der treue Freund

Ähnlich dramatisch war das Wissen um die eigene Person bei meinem Vater durcheinander geraten. Schlimm war es, als mich eine seiner Lieblingsnichten anrief, die zu Besuch war. Sie meinte, sie könne Vater nicht mehr besuchen, er kenne sie nicht mehr und sei total verwirrt. Sein Zustand ging ihr zu nahe.

Was war passiert? Ich ließ es mir erzählen. Sie kam, begrüßte ihn, er erwiderte den Gruß. Sie fragte, wie es ihm gehe. Er antwortete: „So gut wie nie zuvor in meinem Leben." Sie fragte, wie alt er sei? Er strahlte sie an und meinte dazu: „22 Jahre." Dann stellte sie die nächste verhängnisvolle Frage, ob er sie kenne? Er sagte: „Freilich", und nannte den Namen ihrer Mutter, die vierzig Jahre älter war. Das ging ihr wahrscheinlich am meisten nahe. Frauen reagieren auf solche Fehleinschätzungen meistens sehr empfindlich.

Als ich am Abend zu ihm kam und fragte, ob er heute Besuch hatte, erzählte er mir, dass die Verwandte da war, aber ganz komisch gewesen wäre. Eigentlich meinte er, die bräuchte nicht mehr kommen. Solche und ähnliche Situationen habe ich in meiner Pflegepraxis im Krankenhaus oft erlebt, aber bei Vater am härtesten mitgefühlt.

Es liegt nahe, sich zu fragen, wer benimmt sich falsch, wer soll sein Verhalten ändern. Angehörige und Besucher müssen in diesem Zustand begleitet bzw. gut vorbereitet werden. Ich denke, das beschriebene Beispiel ist mit ein Grund, warum Besucher ausbleiben. Alle wollen als Person erkannt werden, das ist dem Erkrankten ohne Hilfe nicht möglich, wenn er an diesem Symptom leidet.

Ich schrieb auf eine Tafel, die beim Sofa angebracht wurde: „Mein Vater war am 25. Mai 82 Jahre alt." Ich zeigte ihm diese Tafel und erklärte, es ist wichtig, dass alle wissen, wie alt er ist und trotzdem so fesch ausschaut. Das gefiel ihm, er war sehr eitel. Die Situation änderte sich durch diese kleine Hilfe enorm.

Die Besucher kamen und stellten die gleiche Frage wie damals die Nichte. Nur sein Verhalten wirkte kompetenter, auf die Frage über sein Alter sagte er: „Da oben steht es, wenn du lesen kannst, weißt du es." Sehr oft sind es kleine Hinweise, sie zeigen aber große Wirkung und helfen die Kommunikation zu verbessern.

Wir fingen bei meinem Vater an, verstärkt mit dem eigenen Spiegelbild zu arbeiten. Der Anlass war die Behauptung, 22 Jahre alt zu sein. Anfänglich lehnte er es ab, wurde aggressiv. Aber durch positive Motivation fand er Gefallen an seinem Gesicht, das von 82 Jahren harten Lebens gezeichnet war und viele Geschichten erzählen konnte. Das Gefallen führte soweit, dass er ab und zu sein Gesicht im Spiegel mit meinem Gesicht verglich und meinte: „Eigentlich bin ich fast fescher wie du, Falten habe ich auf alle Fälle weniger." Dann wartete er jedesmal ab, wie ich reagiere. Wenn ich sagte: „Ich kann nichts dafür, dass ich so aussehe, alle Leute sagen, ich schaue meinem Vater so ähnlich." Da lachte er übers ganze Gesicht, streckte seine Hand nach mir und wollte gedrückt werden. Natürlich machte er solche Spiele auch mit den anderen Betreuungspersonen.

Diese Verhalten führt trotz der Dramatik der Erkrankung für alle Begleiter der letzten Jahre zu großer Verbundenheit. Für mich als Tochter war es einerseits schlimm, diese Krankheit über Jahre mit anzusehen, ohne dass ein Medikament auf den Markt kam, das Vater hätte helfen können. Andererseits mussten wir oft einfach verschiedene Ideen probieren, um seine Symptome zu lindern. Bei den Versuchen war mir der Hausarzt eine große Hilfe, der stets für alle Betreuer großes Lob hatte und die Pflege von Vater immer wertschätzend anerkannte.

Für die persönliche Orientierung ist es wichtig, mit bekannter Kleidung zu arbeiten. Hüte waren bei meinem Vater besonders wichtig. Für verschiedene Wetterlagen war je einer bereit. Zu sämtlichen Anzügen hatte er die passenden Hüte.

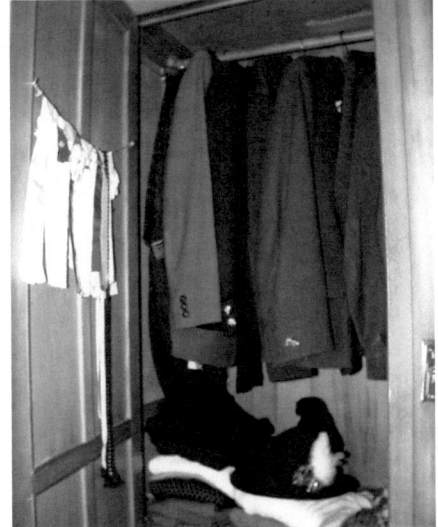

Abbildung 25: Der offene Kleiderschrank gibt Orientierung

Seine persönlichen Gegenstände wie alte Geldtaschen, Taschenuhren, Kamm, alte Hosenträger erinnerten immer wieder an seine persönliche Vergangenheit und brachten stückchenweise Verlorengegangenes zurück.

Wenn am Abend Unruhe aufkam und mein Vater meinte, er müsse heim nach Großarl, war das Öffnen seines Kleiderschranks oft der Hinweis, dass er zuhause ist und er in Ruhe schlafen kann. Alle Anzüge, Hüte, Pullover stärkten auch sein Ich in der Zeit, in der er seinen Zustand fallweise realistisch einschätzte. Beim Blick auf die vielen Anzüge meinte er oft: „Ich habe es wirklich zu was gebracht."

5.5 Gefühlsstörungen werden über die Sprache ausgetragen

Daheim leben zu können war für Vater schön. Doch nichts mehr so zu haben wie achtzig Jahre lang vorher war schwer zu verkraften.

Der wichtigste Lebensbegleiter in der Wohnung war der Wellensittich Burli. Eigentlich war das mit Burli eine späte Sympathie. Als meine Mutter noch lebte, wollte sie von einem verstorbenen Ehepaar den Wellensittich übernehmen. Mein Vater war dagegen, weil seiner Ansicht nach seien das sinnlose Tiere. Wörtlich äußerte er dazu: „Diese Tiere fressen einen Haufen, machen Dreck und geben keine Milch." Ich musste damals meiner Mutter beistehen, dass der Vogel bei uns einziehen durfte. Nach dem Tod meiner Mutter wurde der Vogel von den Betreuern versorgt.

Als mein Vater aber das Haus allein nicht mehr verlassen konnte, bekam Burli eine neue Position in unserer Wohnung. Er wurde ein sehr wichtiges Lebewesen, wenn niemand von den Betreuern da war. Der Vogel musste überall hin, wo Vater war. Saß Vater beim Fenster, musste der Vogel mit, gingen wir in den Garten, musste Burli dabei sein. Ihm vertraute er seine Geschichten an. Vater schimpfte, kritisierte, schrie und redete heraus, was ihn gerade bewegte.

Die Beobachtung während der Arbeit ließ uns viele Schimpfworte, Aggressionen und Fluchworte wahrnehmen. Wenn ich besänftigen wollte, meinte er einfach, es stimmt ja alles, was er sagt. Bald aber trafen diese Schimpfworte alle Begleiter, die ihn pflegen mussten.

5.5.1 Verbale Verfehlungen, Tiernamen für Betreuer

Wenn Menschen hilfsbedürftig werden, ist der zu Pflegende auf die Duldung von Nähe angewiesen. Einerseits wird Nähe oft mit Zuwendung assoziiert, andererseits wird dem Patienten bewusst, er ist hilfsbedürftig.

In diesem Stadium wendete mein Vater sämtliche Tiernamen als Schimpfwörter für seine Betreuer an. Die Bezeichnungen Kuh, blöde Sau, Kalb, ... wurden allen verliehen. Natürlich wussten wir, dass Vater krank war. Aber ihn zu pflegen war Schwerarbeit, weil wir ihm mit ziemlicher Kraftanwendung bei sämtlichen

Aktivitäten helfen mussten. Die Schimpfwörter waren zusätzlicher Stress für uns.

Die Begleiter informierten mich oft über seine Redensarten. Ich musste einen Weg finden, die gute Beziehung unter uns, aber auch zu ihm aufrecht zu erhalten.

Biografischer Hintergrund und Maßnahmen:

Wie beschrieben verbrachte mein Vater vierzig Jahre lang im bäuerlichen Milieu. In meiner Kinderzeit hörte ich von meinem Vater nie Schimpfworte, er war ein sehr geduldiger Mensch und dachte genau nach, bevor er etwas sagte. Sein Motto „Reden ist Silber, Schweigen ist Gold" betonte er immer wieder.

Das gute Benehmen aus dieser Vergangenheit hatte er zu diesem Zeitpunkt vergessen. Die Tiernamen waren aber immer präsent. Er kannte auch alle Tiere aus der Vergangenheit. Wenn ich ihn erinnerte, dass eine Betreuerin beschimpft wurde, meinte er, er verstehe die Beleidigung nicht. Eine Kuh ist etwas Nützliches, nichts Böses. Aus seiner Sicht ist das nachvollziehbar, aber für uns ungewöhnlich.

Ich versuchte immer wieder, ihn auf das Fehlverhalten hinzuweisen. Eine Idee von mir, mit ihm Komplimente für die Betreuer zu üben, endete lustig. Wir trainierten vieles, also verstand er die Notwendigkeit zu üben. Ich sagte: „Probieren wir einmal etwas Nettes für Sabine zu sagen." Er dachte nach, zählte auf: „Brave Sabine, nette Sabine...". Ich lobte ihn, er lachte mich an und meinte: „Du bist ein nettes Rindvieh, ein braves Kalb." Solche und ähnliche witzige Einlagen bekamen wir von ihm öfters so spontan, dass wir den Ärger vergaßen.

5.5.2 Körperliche Aggression

Den verbalen Verfehlungen folgten bald körperliche Übergriffe. In seiner Hilflosigkeit oder oft aus Schamgefühl, so interpretierte ich, fing er an zu schlagen, zu zwicken, zu beißen.

Biografischer Hintergrund und Maßnahmen:

In meiner gesamten Kinderzeit kannte ich Schläge nicht. Wenn ich ab und zu nicht so wollte wie meine Eltern und besonders bei meiner Mutter die Grenzen testete, war mein Vater immer derjenige, der sagte, sein Kind werde nicht geschlagen, es sei so brav und folge ohne Schläge.

Für meine Mutter war es die einzige Möglichkeit, mir mit der Rute auf der Kredenz zu drohen und ich war wieder brav. Ich kannte aggressive Züge bei meinem Vater nicht, deshalb hat mir sein Verhalten besonders zugesetzt.

Wichtig vor der Pflege war, ihn genauestens zu informieren und zu überprüfen, ob er die Information verstanden hat. Wir brauchten sehr viel Zeit. Das Tempo bestimmte er. Trotzdem kam es oft zu Ansätzen von Körperaggression. Immer wenn er bei der Pflege gerade zuhauen wollte, sagte ich: „Wo war die Rute für dein schlimmes Kind versteckt?" Er lachte, der Zorn war vergessen und er sagte: „Die Mama hätte dich erschlagen, wenn ich nicht gewesen wäre."

Die Aggression war vergessen. Ich möchte dazu anmerken, dass auch meine Mutter nicht schlug, aber sie drohte manchmal.

5.5.3   Der Schwiegersohn als ungeliebter Eindringling

Wie bereits erwähnt, hatte mein Mann viel von der Betreuung meines Vaters übernommen. Die beiden gingen gemeinsam ins Gasthaus, machten Ausflüge, hatten Spass und verstanden sich gut.

Plötzlich fing Vater an, meinen Mann als Feind und Eindringling zu sehen. Er glaubte auch, er wäre nicht gut genug für mich als Ehemann. Allen seinen Betreuern erzählte er, dass sein Schwiegersohn ein Trottel wäre, nichts kann und nichts ist. Die Betreuerinnen waren jedesmal betroffen und wollten Vater korrigieren. Auf ihr Widerreden verstärkte er die Beschimpfungen. Wenn mein Mann zur Betreuung kam, zeigte Vater entsprechenden Widerstand.

Biografischer Hintergrund und Maßnahmen:

Mein Vater war von Kind an behindert. Von seinen Erzählungen wusste ich, dass er sich seinem Bruder als dem Hoferben gegenüber stark benachteiligt sah. Vater hatte auch nie einen Freund so wie andere Männer, dafür hatte er nichts übrig. Er erzählte oft, dass ihn sein Bruder als Kind viel geschlagen hätte.

Das Wichtigste in seinem Leben war, zu arbeiten, zu sparen, seine Familie und besonders ich, seine Tochter. Alles was ich in meinem Leben machte, war für Vater etwas Besonderes.

Auf seine bäuerliche Herkunft war er immer stolz. Lange Jahre wollte er mit meiner Mutter zusammen einen Bauernhof kaufen, um auch Bauer zu sein. Meine Mutter redete ihm sein Vorhaben aus. In meinen jungen Jahren hoffte er immer, dass wenigstens sein Schwiegersohn einmal ein Bauer ist.

Mein Mann kam aber aus einer Akademikerfamilie und das störte meinen Vater in diesem Stadium seiner Demenz besonders. Er unterstellte ihm, nichts zu können, kein Werkzeug zu haben, nicht einmal einen Nagel einschlagen zu können. Natürlich waren das ungerechtfertige Behauptungen.

Wieder versuchte ich mit meinem Vater ein vernünftiges Gespräch zu führen. Ich erklärte ihm sachlich, dass wir auf die Hilfe von Lothar, meinem Mann, angewiesen sind. Alle schweren Arbeiten für ihn machte Lothar. Vater hörte ziemlich verständnislos zu - und schimpfte dann weiter.

Ich vereinbarte mit meinem Mann, dass in Zukunft alle handwerklichen Tätigkeiten in der Küche bei Papa gemacht werden, damit er zuschauen kann. Mein Mann nahm jedesmal den Werzeugkoffer mit und besprach jede Reparatur mit Vater ganz genau und beriet sich mit ihm in seiner Wohnung. Die Nachbarinnen bewunderten jedesmal, wie schnell bei uns alle Reparaturen passieren. Die Betreuerinnen betonten unauffällig, was mein Mann schon wieder repariert habe.

Plötzlich veränderte Vater sein Verhalten und sagte zu Besuchern: „Was mein Schwiegersohn alles kann und wie nett er zu mir ist, einfach schön. Vor Begeisterung tranken die beiden am Abend öfters ein Gläschen Wein zusammen. Das Problem war gelöst.

5.5.4   Die Zeit der Angst

Mit der Situation, dass Vater in der Selbständigkeit immer mehr eingeschränkt war, kamen Angstzustände. Nachbarn informierten mich, dass er in der Nacht schrie. Ab und zu glaubte er, es wäre nachts jemand in der Wohnung, der ihm Böses antun wollte. Er erzählt bei meinen morgendlichen Besuchen schlimme Geschichten.

Er hörte zum Beispiel gerne Nachrichten oder wir schauten gemeinsam fern. Am liebsten sah er „Aktenzeichen XY ungelöst" und alle diese Bilder machten während der Nacht Angst.

Biografischer Hintergrund und Maßnahmen:

Am Bauernhof war Vater durch seine Großfamilie nie allein. Er teilte das Bett mit anderen Geschwistern. Fremde gab es in der abgelegenen Einöde nicht. Der Haushund passte auf Kinder, Familie und Besitz auf. Ohne Radio und Fernseher gab es früher nur wenige Schreckensnachrichten.

In seiner Wohnung war er seit dem Tod der Mutter nachts allein. Wenn er munter wurde oder bevor er einschlief, kam die Angst. Ich nahm seine Ängste ernst und fragte ihn, was er sich vorstellen könnte zu tun oder ob die Sabine vielleicht bei ihm schlafen sollte. Er meinte, in seinem Bett braucht er niemand, eine Frau käme ihm nicht mehr ins Haus, was würde da meine Mutter sagen.

Aber er schlug vor, Schmiedeisengitter bei der Balkontüre und beim Bad- und Toilettenfenster anzubringen. Wir organisierten einen Handwerker, der ihm alles erklärte und der den Schutz anbrachte.

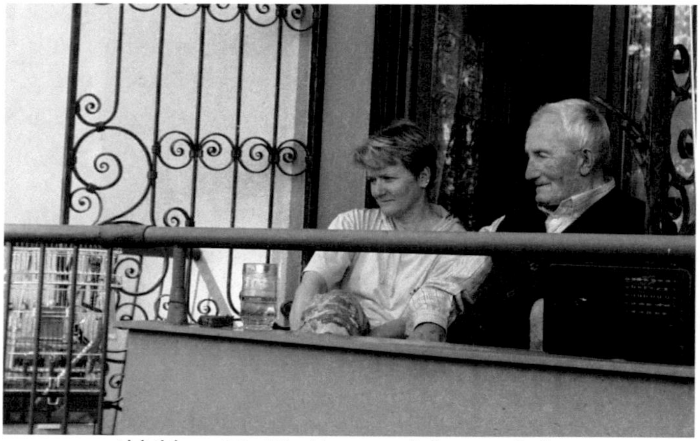

Der Balkon bot tagsüber einen Platz zum Plaudern, Radio hören und für Gemütlichkeit. Auch der Vogel war stets dabei. Am Abend kam die Angst, bis die Gitter angebracht waren.

Abbildung 26: Die Natur genießen am Balkon

Als nächste Maßnahme wollte er die Hacke aus dem Keller unter seinem Bett. Er meinte: „ Jetzt kann ruhig einer kommen, da haue ich ihm die Hacke über den Schädel." Täglich vor dem Zubettgehen versicherte er sich, ob die Fenster zu sind, die Hacke unter dem Bett ist und seine Angst war behoben.

Jeder Begleiter, der Abenddienst hatte, musste ihn bestärken, wie sicher seine Wohnung jetzt ist.

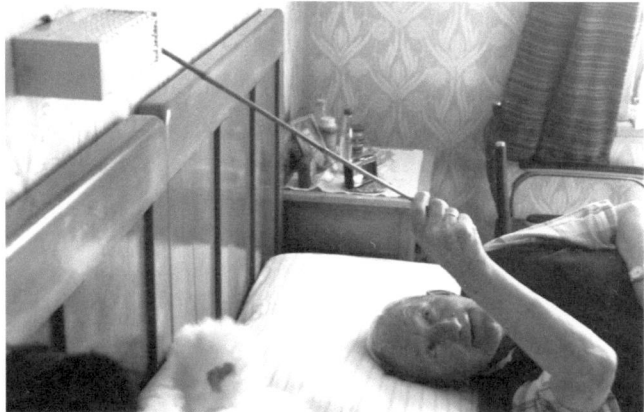
Abbildung 27: Praktisches Denken im Alter

Sein guter Hausverstand sorgte für manch kreative Idee: Weil Vater nicht mehr sehr gut beweglich war, wenn er im Bett lag, legte er sich einen Holzstab bereit und konnte so sein Licht in der Nacht anschalten. Im Bett lag eine Taschenlampe, die brauchte er, damit er den Stock fand.

Es ist wichtig, Angstäußerungen von Pflegebedürftigen ernst zu nehmen. Wenn auch Angst nicht immer nachvollziehbar ist, so stellt sie doch eine große emotionale Belastung für den Betroffenen dar.

5.6   Der Zustand erfordert mehr Begleitung

Die Moblität nahm ab. Gehen und Aufstehen war nur in Begleitung möglich. Das Essen verlangte Beobachtung und fallweise war mundgerechtes Anrichten notwendig. Toilettentraining konnte nicht mehr allein gemacht werden.

Der Rollstuhl wurde auch in der Wohnung fallweise notwendig. Die Betreuungszeiten mussten erweitert werden.

Wir versuchten, so gut es ging, Gehtraining zu machen. Ohne Begleitung wurden diese Übungen aber gefährlich. Die Zeit war gekommen, wo mein Vater auf die Ideen der Betreuer angewiesen war, er konnte ohne unsere Hilfe seine Zeit nicht mehr allein gestalten.

Die Betreuungszeiten wurden für alle sieben Tage der Woche wie folgt festgelegt:

- Morgendliche Pflege 8:00 – ca. 9:30 Uhr
- Mittagsbetreuung 11:00 – ca. 12:30 Uhr
- Nachmittagsbetreuung 15:50 – 17:00 Uhr
- Abendbetreuung 18:30 – 20:00 Uhr

Dazwischen schauten Nachbarn nach und riefen für etwaige Hilfe die Betreuer an.

Die Nächte verbrachte Vater allein, er hatte ein hohes Schlafbedürfnis und schlief gut. Wir versuchten neben dem Orientierungstraining den Körper so gut wie möglich aktiv zu halten und trainierten das Gedächtnis regelmäßig .

Nicht immer wollte Vater an unseren Aktivierungsversuchen teilnehmen. Viel Zureden, Humor oder ein bißchen Schmäh und er wurde aktiv.

Von Mann zu Mann gelang manche Arbeit besser als mit Frauen. Frauen mussten ihm oft meine Mutter ersetzen und die machte die Hausarbeit früher ohne seine Hilfe.

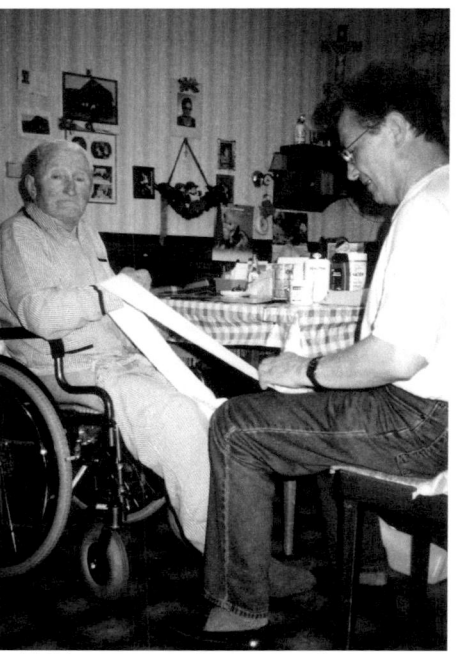

Abbildung 28: Nach getaner Arbeit ist gut ruhen

5.7 Neuorientierung in sämtlichen Lebensbereichen - Auf den Spuren der Vergangenheit die Gegenwart gestalten

5.7.1 Körperpflege und Kleiden

Die Körperpflege musste nun von den Betreuern unterstützt durchgeführt werden. Anfänglich war bei meinem Vater das Schamgefühl groß, aber dann konnte er die Hilfeleistung annehmen. Wir förderten so gut wie möglich, dass er z.B. sein Gesicht selber wusch, sich kämmte und sich rasierte.

Nicht immer hatte er ein Motiv, mitzuhelfen. Es kam sehr auf unsere Krativität an, ihn dabei zu motivieren. Wenn am Vormittag eine Ausfahrt auf dem Programm stand, dann wollte er selber schön sein und half mit.

5.7.2 Essen und Trinken halten Leib und Seele zusammen

Das Essen wurde mittags durch Essen auf Rädern organisiert, Frühstück und Abendessen bereiteten die Betreuer. Zu den Mahlzeiten war Hausmannskost erwünscht. Essen, das mein Vater von früher nicht kannte, wurde mit der Begründung abgelehnt: „ Was der Bauer nicht kennt, das frisst er nicht."

Mein Vater hat zu dieser Zeit sehr gerne gegessen und getrunken. Die einzige Bedingung war für ihn bekanntes Essen. Das Essen konnte nicht fett genug sein. Schweinefleisch und Speck konnte er zu jeder Tageszeit vertragen. Nur moderne Naschereien wie Chips und Soletti wollte Vater nicht. Wenn Besuch kam, musste Essen nach seinem Geschmack geboten werden.

Im Sommer bei Hitze bekamen seine Gäste Speck angeboten. Um den Speck leichter zu vertragen, wurde Schnaps gereicht. Dieses biografische Verhalten forderte er immer wieder ein.

Als wir mit ihm einmal auf einem Bauernhof zu Besuch waren, kam es zu großer Unzufriedenheit seinerseits. Er wollte selbst gemachtes Brot und Bauernbutter, beides war nicht zur Verfügung. Vater wurde entsprechend ungehalten, ein Bauer ohne selber gemachte Nahrungsmitteln, das war für ihn unverständlich.

Bei den Getränken, die wir zuhause servierten, wurde alles von früher Bekannte bevorzugt, viel Milch, Wasser mit Marmelade und Malzkaffee. Zur besseren Bekömmlichkeit wurde ab und zu mit echtem Vogelbeerschnaps angestoßen. Ein kleines Glas Wein mit Almdudler gespritzt war das bevorzugte Getränk einmal täglich, dazu gab es einfache Kekse.

Als Nascherei zwischendurch wurden Kaisers Brustkaramellen und Dixi-Traubenzucker bevorzugt. Zu dieser Zeit wusste ich noch nicht, dass selbst die große Freude Essen einige Zeit später durch massive Schluckstörungen beeinträchtigt wurde.

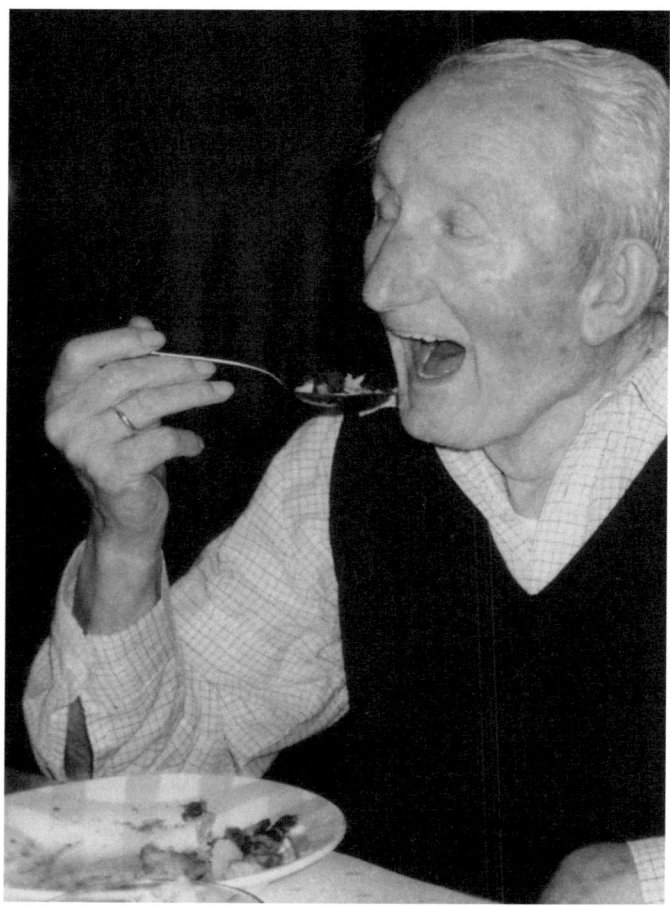

Abbildung 29: Essen und Trinken halten Leib und Seele zusammen

Leben bis zuletzt

5.7.3 Ausscheidung

Die Inkontinenz nahm zu. Ein Problem waren unerklärliche Durchfälle, die fallweise auftraten. Toilettentraining wurde weiterhin gemacht. Der Weg zur Toilette mit dem Rollstuhl und das Stehen in der Toilette waren eine große Anstrengung für Vater. Nachts bediente er die Harnflasche, die im Schlafzimmer gut erreichbar stand. Während des Tages wurde mit Inkontinenz-Einlagen gearbeitet.

5.7.4 Beschäftigung

Während der Betreuungszeiten musste auch viermal täglich beschäftigt werden. Menschen, die zuhause leben, sind manchmal verwöhnt, wenn die Pflege gut eingeteilt ist. So war es auch bei uns: Vormittags oft ein Spaziergang, eventuell ein Friedhofsbesuch oder einkaufen, mittags essen, dabei Radio hören, diskutieren. Nachmittags am Balkon plaudern oder der Betreuung bei der Hausarbeit zuschauen, am Abend Nachrichten schauen, plaudern, Gedächtnis trainieren, den Tag beenden.

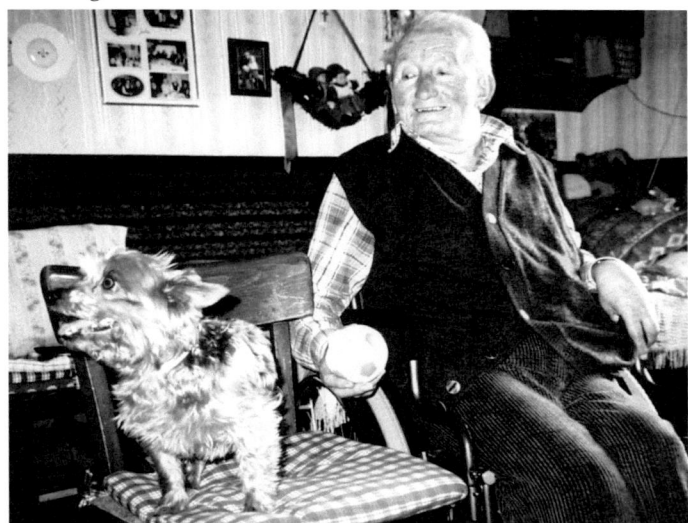

Cäsar beschäftigte Vater sehr gut. Er und Vogel Burli waren die einzigen, die nicht geschult werden mussten. Sie handelten nach tierischem Instinkt.

Im Hintergrund Vaters Diwan mit sämtlichen Orientierungshinweisen.

Abbildung 30: Ein Ballspiel macht Freude und hält beweglich

Um 20:00 Uhr wurde meist zu Bett gegangen und der Tag mit einem Lied und Abendgebeten abgeschlossen.

Viel an Beschäftigung boten unsere Nachbarn. Frau W. und Frau B. kamen mindestens dreimal täglich zu Besuch und sorgten für Abwechslung und Diskussion. Auch unsere Verwandten besuchten meinen Vater sehr oft.

Meine Geschwister dagegen konnten nicht alle mit dieser Erkrankung umgehen. Nur meine zwei Brüder Sepp und Ferdl mit ihren Familien nahmen Vater so, wie er eben mit seiner Krankheit sein konnte. Vater nahm das zum Glück gelassen. Die, die nicht kamen, erwähnte er nie, vielleicht vergaß er sie, die anderen wurden entsprechend gelobt. Wie das in anderen Familien ist, so war es auch bei uns.

Besucher, die selten kamen, machten Riesenfreude. Andere, die täglich da waren, mussten oft Stimmungsschwankungen, Ärger und Frust mittragen. Trotzdem waren alle gleich wichtig, die Seltenen und die Häufigen. Jeder Besuch war Abwechslung und Ablenkung von den Symptomen. Alle brachten Informationen für Vater und verschönten ihm die nicht einfache Zeit.

5.7.5   Lebenssinn finden

In dieser Zeit war der Lebenssinn für Vater seine Familie, seine Nachbarn, seine Verwandten, sein Vogel Burli, der Hund Cäsar und seine Betreuer. Oft am Abend, wenn wir den Tag Revue passieren ließen, meinte er, nachdem er das Diandl, die Binl, die Muatter, den Hund aufzählte: Das ist jetzt meine Familie.

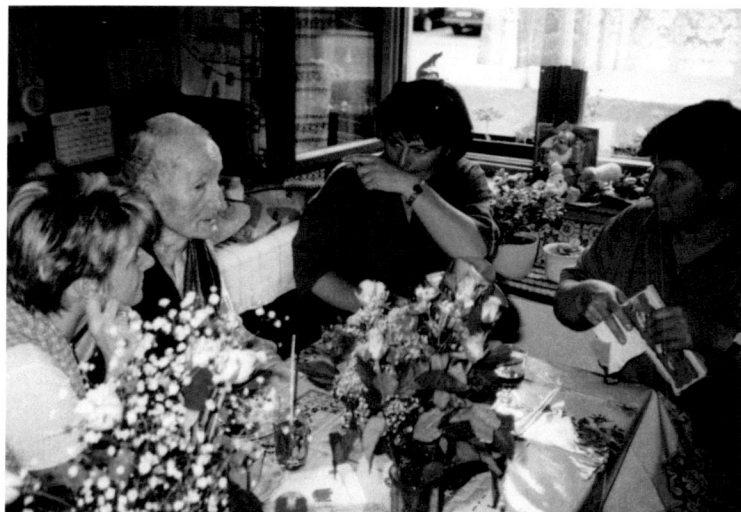

Die Geburtstage nach dem 80. mussten in kleinem Kreis gefeiert werden, die psychische Kraft reichte nicht mehr für große Feste aus.

Abbildung 31: Die neue Familie gab Sicherheit

Leben bis zuletzt

Aber nicht immer war er glücklich über seine Familie. Oft meinte er unter Tränen, eigentlich möchte er heim zu seiner Mutter, sie war 1964 verstorben. Ich erklärte ihm, dass Gott das bestimmte und außerdem wir ihn bräuchten. Sonst hätten Sabine und Annemarie keine Arbeit. Das stimmte ihn positiv. Er sagte in dieser Situation oft, er ist froh, dass er uns alle hat.

5.7.6   Urlaub als Tapetenwechsel

Die Betreuer, mein Mann und ich fuhren natürlich ab zu und auf Kurzurlaub. Das war für Vater jedesmal schlimm. Er wollte uns immer alle um sich haben. Ich referierte in dieser Zeit sehr viel. Wenn ich zwei Tage auswärts war, musste ich vorher versprechen, dass ich ein Geschenk mitbringe, Kleinigkeiten, wie z.B. eine Tafel Schokolade.

Irgendwann fing Vater an, kleine Summen Geld für meine Abwesenheit zu verlangen. Er meinte, was er bekäme, wenn er den Betreuern brav folgte. Ich bat um einen Vorschlag. Er meinte: „20 Schilling muss das wert sein, wenn ich brav bin." Ich schlug ein, Versprechen wurden bei uns immer mit Handschlag besiegelt. Von da an kostete mich jede Abwesenheit einen geringen Geldbetrag und er freute sich sehr darüber, hatte ein Motiv, meine Abwesenheit leichter zu ertragen, sich ein wenig zu freuen.

Irgendwann 1998 meinte Vater, auch er bräuchte einmal Urlaub. Ich suchte nach Angeboten und fand ein entsprechendes in der Kursana Residenz im Warmbad Villach. Das Angebot war für zu Pflegende und deren Angehörige ausgeschrieben. Mein Vater war sofort begeistert. Als ich Kind war, waren wir öfters mit dem Zelt in Kärnten. Er hatte also positive Erinnerungen an unser Nachbar-Bundesland.

Wir buchten eine Woche im Sommer. Das war eine Möglichkeit, auch die Betreuer zuhause auf Urlaub zu schicken. Schon die erste Nacht in Kärnten stellte sich als problematisch heraus. Alles war anders als zuhause. Der Blick aus dem Fenster war nicht interessant, der Vogel durfte nicht mit, das Bett und das Schlafzimmer waren fremd.

Vater schlief die ganze Nacht nicht, jammerte immer, er habe Schmerzen und war am nächsten Tag sehr schlecht gelaunt. Damals zeigten sich erste Sprachstörungen, durch den Stress jammerte er die ganze Nacht: „Der Hut tut mir weh."

Das einzig Vertraute war das mitgebrachte Bambi von daheim.

Das Bett war fremd, die Wand war anders, die Geräusche waren nicht vertraut.

Bei allem Komfort ist es zuhause schöner.

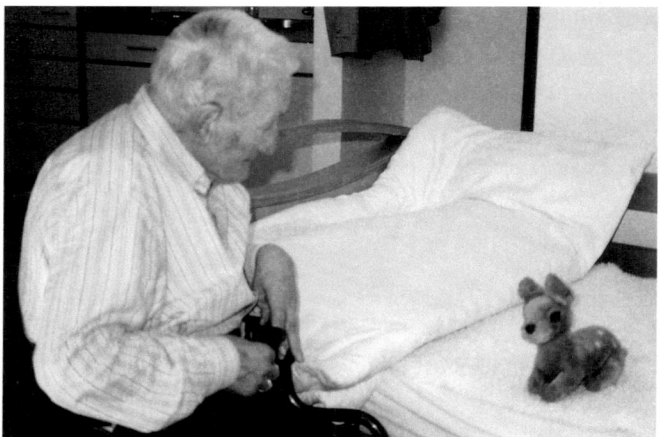

Abbildung 32: Urlaub in Kärnten

Das angebotene Frühstücksbuffet konnte ihn auch nicht begeistern. Auf einmal meinte er: „Da sind ja nur alte Menschen, wo sind wir denn da hingeraten." Er kritisierte sämtliche Bewohner der Residenz. Es waren Menschen der gehobenen Gesellschaft, das war am Outfit gut zu erkennen. Das gefiel Vater aber nicht. Eine Dame hatte für seinen Geschmack zu viele Ketten um den Hals, die andere nahm zuviel vom Salatbuffet.

Die Zeit im Speisesaal war für mich stressig, weil er alles laut formulierte, was er dachte. Je mehr ich versuchte, ihn zu besänftigen, desto lauter wurde er. Die einzige Freude machte ihm die Kellnerin im Speisesaal, die war aber auch wesentlich jünger als die Bewohner der Seniorenresidenz. Sie schenkte ihm sehr viel Aufmerksamkeit, wie er es zuhause von der Einzelbetreuung gewöhnt war.

Im Angebot war enthalten, dass er teilweise gepflegt würde und wir hätten z.B. baden gehen können. Dieser Vorschlag war für ihn unbrauchbar. Er meinte: „Ich möchte mit euch Urlaub machen und nicht allein. Wenn ihr weggeht, schreie ich den ganzen Tag."

Er tat mir leid. Wir unternahmen täglich mit ihm Ausflüge, er konnte eine schöne Woche verbringen. Ein Ausflug in den Tierpark Rosegg machte ihm besonders Freude. Heimische Tiere zu sehen, war „fast wieder wie zu Hause sein". Lustig waren seine Äußerungen im Tierpark. Bei exotischen Tieren machte er die Augen zu und sagte: „Ich sehe nichts, weil ich die Augen zu habe." Bei heimischen Tieren konnte er nicht lange genug stehen bleiben und schauen.

Leben bis zuletzt

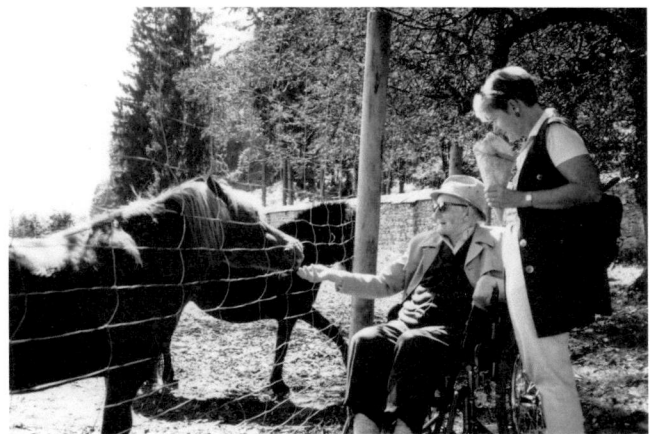

Abbildung 33: Besuch im Tiergarten

Nach einer Woche ging es wieder nach Hause. Zuhause erzählte er allen seinen Lieben, dass wir jetzt jedes Jahr auf Urlaub fahren. Mit den Fotos konnten wir die Erinnerung an Kärnten lange aufrecht erhalten.

Wir fuhren tatsächlich weitere Jahre einmal jährlich in ein Heim auf Urlaub. Das war für Vater während des Winters ein Ziel für den nächsten Sommer. Unsere Vorbereitungen fingen jedes Jahr im Februar an, er machte mit Begeisterung mit. Sich Urlaub leisten können, gab ihm das Gefühl, nicht zu den Armen zu gehören, wie er immer wieder formulierte. Im Gegenteil, er bemitleidete seine Nachbarinnen, die nie Urlaub machten.

5.7.7 Spazierfahrten im Rollstuhl

Gehen im Freien war nicht mehr möglich, wir mussten die Ausfahrten ausschließlich mit dem Rollstuhl machen. Mit den Betreuern wurde besprochen, dass regelmäßige Ausfahrten zu planen sind. Wir dachten, immer bei Schönwetter könnten wir Spazierfahrten unternehmen.

Es stellte sich heraus, dass Vater sich schämte, als Behinderter gesehen zu werden. Als ich ihm einmal bei Schönwetter anbot, spazieren zu fahren, meinte er: „Spazieren gehen die Touristen, aber nicht ich. Ich habe mein Leben lang im Freien gearbeitet und nicht gefaulenzt." Ich wusste, Spazieren bei Schönwetter ist nur für mich normal, nicht für Vater.

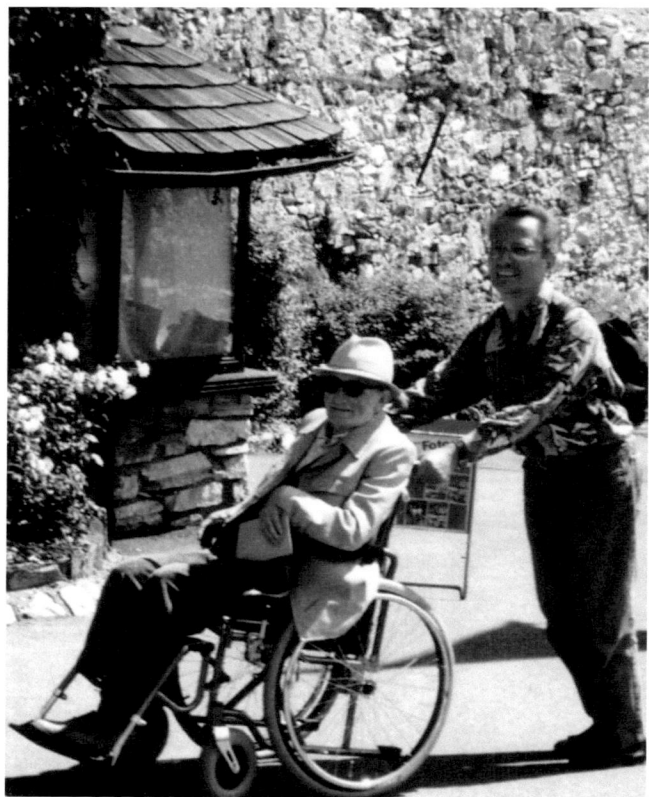
Abbildung 34: Vater und Schwiegersohn auf Sammeltour

Eines Tages sagte er, wir nehmen den Rucksack und fahren. Ich ließ mich darauf ein. Was auf mich zukam, wusste ich vorher nicht genau. Wir fuhren und alle paar Meter sagte mein Vater: „Halt! Da ist Papier, da ist ein Stück Holz, hier ist ein Nagel." Alles was Vater brauchen konnte, ließ er mich in den Rucksack stecken und nach Hause bringen. Zuhause wurde genau sortiert, was kommt in die Holzkiste, was in den Müll, was in den Keller.

Er fühlte sich zufrieden, weil er dazu beitragen konnte, seine Vorräte an Holz und Nägeln zu sichern. Mit dem Sammeln von Müll wurde seine frühere Tätigkeit als Straßenkehrer wieder geweckt. Er war immer dafür bekannt, besonders genau zu arbeiten. Ich musste lernen, dass Ausfahrten für mich ein anderes Ziel bekommen müssen. Es ging nicht um Runden, die ich mir vornahm, sondern um Vorschläge, die Vater machte.

Ähnlich war es bei Friedhofsfahrten. Als meine Mutter noch lebte, waren meine Eltern sehr oft am Grab meiner Großmutter. Als meine Mutter starb, war es für Vater sehr wichtig, dass ich regelmäßig Blumen kaufte, diese ihm zeigte und dann aufs Grab brachte. Ihm war es wichtig, dass Mutter das schönste Grab in ihrer Reihe hatte.

Wenn ich manchmal vorschlug, zum Grab zur Mutter zu fahren, meinte er oft: „Da liege ich noch lange genug." Dann aber wollte er wieder zum Friedhof, weil es am Weg dorthin viel zu sammeln gab. Vor allem trafen wir viele alte Menschen, die ihn kannten und das gab ein nettes Plaudern. Er wurde gesehen.

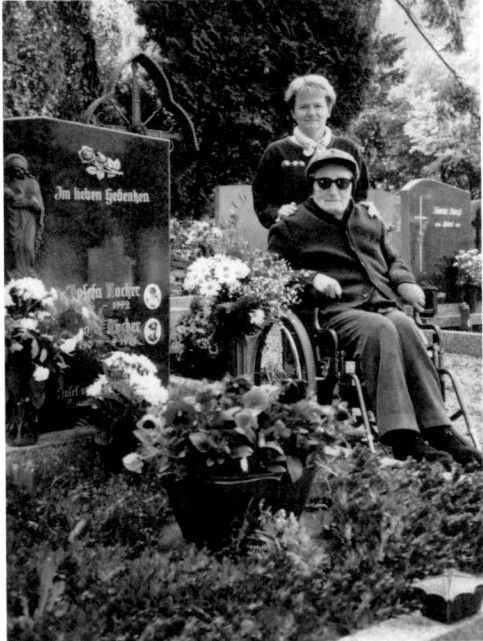

Abbildung 35: Die Grabpflege ist für alte Menschen wichtig

Am Friedhof angekommen, zündete er eine Kerze an und kontrollierte, ob das Grab gebührend gepflegt war.

Viele bunte Blumen, die typisch für Friedhöfe sind wie Stiefmütterchen, Nelken, Margeriten, u.Ä. sprachen ihn besonders an. Gräber mit für ihn eher unbekannten Blumen wurden als ungepflegt bezeichnet.

Wenn alles kontrolliert und ein gemeinsames Gebet gesprochen war, wollte er wieder nach Hause.

Ich bemühte mich, alle Neuerungen unseres Wohnortes mit Vater zu besuchen, damit er informiert war. Früher war er stets interessiert, was es in Bischofshofen Neues gab.

Wir fuhren mit dem Rollstuhl auch, um je nach Jahreszeit Blüten wie z.B. Holler zu sammeln. Das waren Ausfahrten, die mein Vater nützlich fand und sich dabei nicht schämte, Rollstuhlpatient zu sein.

5.7.8 Besucher sorgen für Abwechslung

Wird ein Mensch teilmobil, müssen die Besucher zu ihm nach Hause kommen. Ich bemühte mich immer, dass nicht nur alte Menschen kamen, sondern dass auch die Jugend gerne bei ihm zu Gast war. Intergeneratives Arbeiten ist bei Demenz besonders wichtig. Man lernt von einander. Junge lernen von alten Menschen die Vergangenheit verstehen, alte Menschen lernen von jungen die Gegenwart annehmen. Kinder können das in hervorragender Weise. Sie gehen mit Demenzkranken ganz selbstverständlich um. Diese Kongruenz wird vom Erkrankten sehr positiv wahrgenommen. Dazu kam, dass Vater ein Leben lang Kinder sehr gerne mochte. Oft fuhren wir mit dem Rollstuhl zum Kinderspielplatz und er war ein begeisterter Beobachter.

Die Drillinge

Alle Verwandten oder Kollegen, die Nachwuchs bekamen, oder die Kinder unserer Betreuer besuchten ihn. Gerne zeigte er seine Wohnung und erwähnte auch immer wieder, wie gut es ihm gehe. Angesichts seiner Symptome war das nicht für alle Besucher leicht zu verstehen.

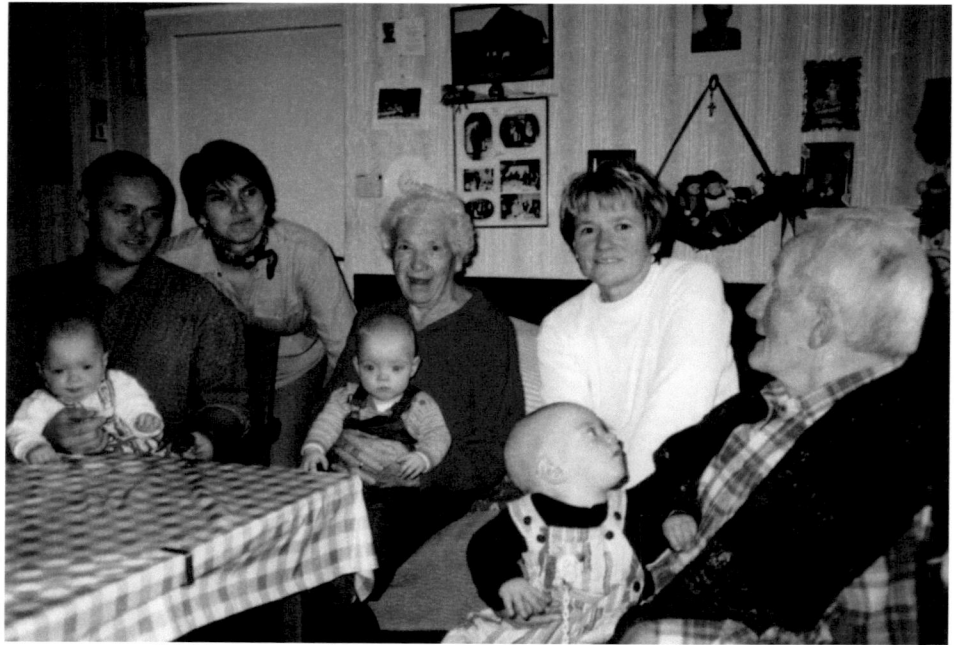

Abbildung 36: Mehrere Generationen sorgen für regen Austausch

Eine Kollegin kam aus Niederösterreich mit ihren Drillingen zu Besuch, Papa und seine Nachbarin hatte eine Riesenfreude. Wir machten viele Fotos von sämtlichen Situationen und trainierten damit sein Gedächtnis.

Viele Menschen besuchten Vater in unserer Wohnung wegen der Erinnerung an die Zeit, als meine Mutter noch lebte, da ging es daheim immer lustig zu.

Die steirische Kollegin

Nicht immer liefen Besuche so positiv ab wie bei den Drillingen. Ich hatte als Stationsleitung sehr viele Praktikanten an der Station. Wir waren damals mit unserer Modellstation für reaktivierende Pflege sehr bekannt. Alle Kollegen, die bei uns Praktikum machten, lud ich auch zu Vater ein, damit sie sehen, wie man mit der Diagnose Alzheimer zuhause leben kann.

Eine Kollegin war Pflegedienstleitung in einem Heim und wollte gerne der Einladung folgen. Ich fragte Vater am Vortag, ob ich eine Kollegin mitbringen dürfte. Er freute sich. Es war im Sommer und sehr heiß, wir waren dementsprechend gekleidet. Ich klopfte bei Vaters Küchentüre, er bat uns herein.

Er sah mich und die Kollegin in Shorts und ärmellosen T-Shirts und meinte entsetzt: „Um Gottes willen, wo kommt denn die her, aus dem Puff?" Der Nachmittag war gelaufen, er wollte mit dieser so knapp bekleideten Person nichts zu tun haben. Wir mussten uns nach kurzer Zeit verabschieden, er wurde ziemlich böse. Als ich am Abend zur Betreuung allein kam, schimpfte er noch kräftig. Nach einigen Minuten Schelte war aber unsere Welt wieder in Ordnung.

Der Fehler lag bei meiner Information, dass die Kollegin Krankenschwester ist. Vater hatte ein anderes Bild von Schwestern, als es diese Kollegin zeigte. Ich hatte im Sommer natürlich auch Kleidung, die eher wenig Stoff benötigte. Ich kam aber als Tochter und nicht als Krankenschwester zu ihm. Abgesehen davon, dass auch ich nicht immer gelobt wurde für meine Bekleidung.

Unsere Nachbarinnen

Wie bereits beschrieben kümmerten sich die Wohnungsnachbarn vorbildlich um ihren „Vater", wie sie ihn nannten.

Frau Bräundl war die Türnachbarin, seit 1960 verwitwet und schwer krank. Schwere Osteoporose, Niereninsuffizienz und Bluthochdruck machten ihr zu schaffen. Sie hatte zu dieser Zeit viele schlimme Schmerztage. Wann immer sie konnte, schaute sie zu Vater. Je nach Tagesverfassung war er sehr nett zu ihr. Manchmal übertrug er aber sein Leid auf sie. Er beschimpfte sie oft schlimm, nannte sie Tratschweib. Wenn ich ihn zurechtwies, meinte er, Frauen, die zu fremden Männern in die Wohnung gingen, seien unnnütze Tratschweiber. Die Nachbarin war über den Demenzzustand informiert und konnte recht und schlecht damit umgehen.

Dann wurde aber wieder gemeinsam gegessen, gefeiert und gelacht.

Frau Bräundl hatte eine Kater namens Rocky. Dieser besuchte Vater auch gelegentlich zu seiner großen Freude.

Für Frau Bräundl, die allein lebte und nur

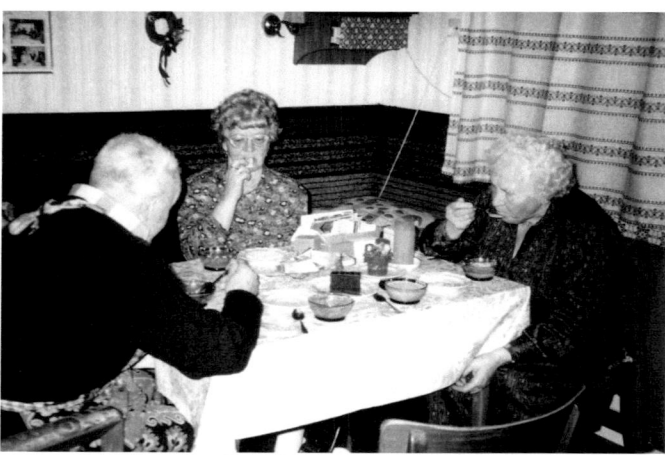

Abbildung 37: Beim Essen war die Welt in Ordnung

am Morgen Hauskrankenpflege hatte, waren die Besuche einerseits ein wenig Zeitvertreib. Andererseits bekam sie von Vaters Betreuerinnen Hilfe, wenn das nötig war. Ich besuchte sie fast jeden Abend, bevor sie zu Bett ging, einfach um nach dem Rechten zu schauen.

Frau Wiesmann war die zweite Nachbarin, die regelmäßig zu Besuch kam. Sie war siebzehn Jahre jünger als Vater, zeigte aber auch Demenzsymptome. Bei Frau Wiesmann schritt die Demenz wesentlich schneller voran als bei Vater und er spiegelte ihr Fehlverhalten vorzüglich, obwohl er sein eigenes nicht erkannte.

Sie wollte von Vater Komplimente. Bevor sie ihn besuchte, zog sie sich jedesmal schön an. Er ignorierte oder sagte, um sie zu brüskieren: „Wie schaust denn heute wieder aus, die Hose hat ein Loch, die Strümpfe sind kaputt." u.Ä.

Bei uns ging es, wie sie lesen, immer recht turbulent, manchmal für die Betreuer auch anstrengend zu. Wir mussten darauf achten, dass die Betreuungszeit wirklich für Vater aufgewendet wurde, dafür wurde bezahlt. Der Wirbel aber war der Preis, den wir gerne bezahlten, damit Vater nicht zuhause aber einsam in seiner Wohnung sein musste. So war allen geholfen und wir pflegten eine sehr gute und intensive Beziehung.

Vater konnte mit seinen Nachbarinnen reden, streiten und diskutieren. Dadurch hatte er immer etwas zu denken, so blieb er relativ lang gut kommunikativ. Die Schlagfertigkeit war seinem steten Reden mit dem gesamten Umfeld zu verdanken, z.B. hatte auch Frau Wiesmann eine Katze, die sie abgöttisch liebte. Vater konnte die Rivalität der zwei Nachbarinnen über das Thema „Wer hat die schönere Katze" sehr gut schüren.

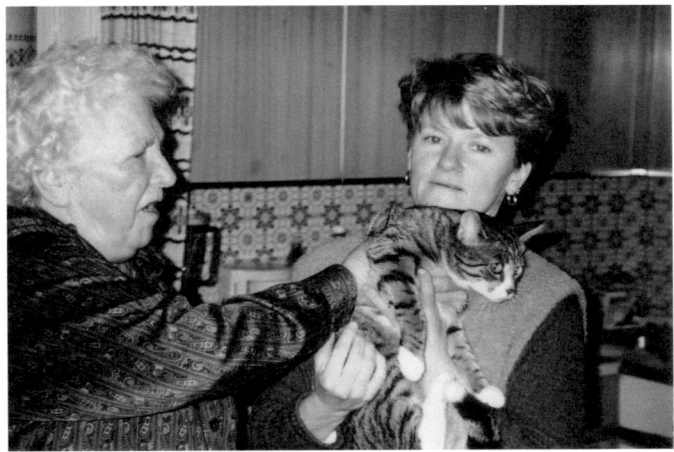

Abbildung 38: Die Katze von Frau Bräundl

Nicht selten mussten die Betreuer eingreifen, damit es nicht zum schlimmen Streit kam. Er konnte darüber immer herzlich lachen, er hatte den Schutz von uns. Auch die beiden Nachbarinnen rivalisierten enorm, Vater machte für sich schelmisch das Beste daraus.

5.7.9 Die Verwandtschaftspflege

Besonders wichtig waren für Vater die Verwandten aus Großarl, seiner Heimatgemeinde. Regelmäßig war Besuch angesagt. Ich musste die Besucher aber bitten, sich mit den Betreuern abzustimmen. Das heißt, die Verwandten mussten von den Betreuern mitbetreut werden, Vater konnte Besucher längst nicht mehr ohne Hilfe empfangen. Ich selber war am Tag im Dienst und am Abend waren Besucher für Vaters Zustand nicht möglich. Unsere Verwandten brachten daher die Jause selber mit und aßen mit Vater. Er freute sich natürlich über Brot, Butter oder Kuchen aus der Heimat.

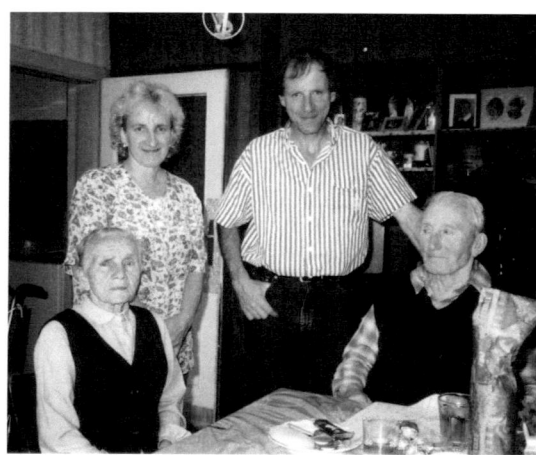

Oft saßen die beiden Geschwister ohne viele Worte beinander. Sie genossen das Wiedersehen auf ihre Weise. Beide Geschwister brauchten für den Besuch Unterstützung.

Zuhause pflegen heißt, auch diese Situationen zu managen. Sind Angehörige informiert, werden sie verstehen, dass sie nicht von den Pflegepersonen bewirtet werden können. Dazu sind Pflegestunden zu teuer.

Abbildung 39: Schwester Anna mit Tochter und Schwiegersohn

Ausbleiben sollen Angehörige aber auch nicht, sonst reißt der wichtige Kontakt mit der Verwandtschaft ab.

In dieser Zeit bekam Vater noch Besuche von anderen Nachbarn im Haus und in der Straße wohnenden Menschen. Viele Bekannte und Verwandte verschönten ihm die Zeit. Er freute sich über diese Besuche sehr, sie gaben ihm das Gefühl, er ist nicht vergessen.

Ich selber hatte in der Zeit der Betreuung meines Vaters keine Zeit für Besuche oder Freunde. Viele wendeten sich von mir ab mit Bemerkungen wie: „Du hast ja nie Zeit, bist immer nur bei deinem Vater!"

Vier Jahre nach dem Tod des Vaters kann ich jetzt die Zeit mit Freunden und Angehörigen nachholen. Die mir sehr bedeutsame Pflege meines Vaters könnte ich nicht nachholen.

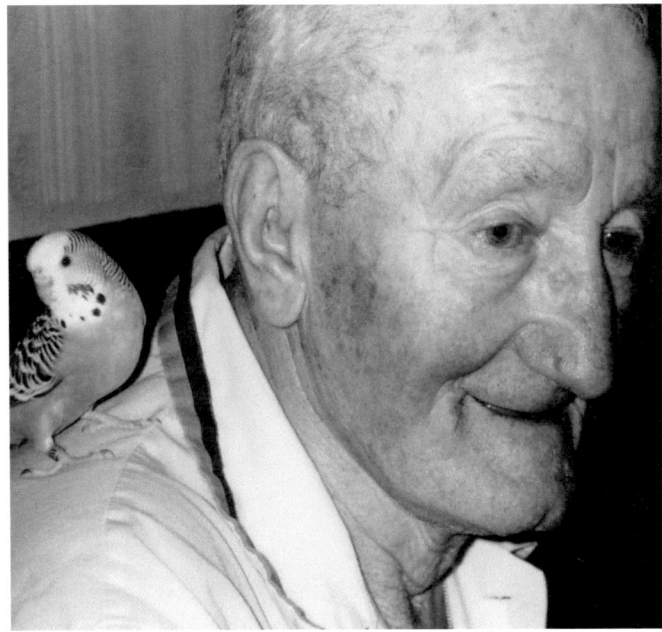

Für das Gedächtnis-
training kann alles ge-
nommen werden, was
den Erkrankten interes-
siert.

Zum Beispiel Namen,
auch vom Wellensit-
tich!

Abbildung 40: Vater mit Wellensittich Burli

5.8 Das Gedächtnis spielerisch trainieren

Aus der Alternsforschung ist bekannt, dass sich die Gedächtnisleistung im Alter
auch bei Gesunden verändert. Das Kurzzeitgedächtnis lässt nach, das Langzeitgedächtnis wird aktiver. Bei Menschen mit Alzheimer-Demenz ist das Kurzzeitgedächtnis enorm geschwächt und selbst Wissen aus dem Langzeitgedächnis
schwindet.

Es gilt daher, das Gedächtnis spielerisch zu trainieren. Das Gedächtnistraining ist
auf Wissen aus der Biografie aufzubauen. Mein Vater war ein praktischer Arbeiter, somit ist klar, dass das Wissen aus diesem Bereich zu trainieren war. Wichtig
ist, dass der Patient positiv motiviert ist, das Training mitzumachen.

Ziele von Gedächtnistraining (GT)

Gedächtnistraining ist inzwischen ein fixer Bestandteil in der Pflege von alten
Menschen. Bei meinem Vater lag der Vorteil in der Einzelbetreuung und wir
konnten es auf seine Bedürfnisse und Symptome abstimmen. Mein Wissen über

Gedächtnistraining habe ich aus der Gedächtnistrainerausbildung des österreichischen Bundesverbands für GT. Nachlesen können Sie Anregungen in der angegebenen Literatur von Franziska Stengel.

Das GT sollte bei ihm:

- Das Kurzzeitgedächtnis und das Langzeitgedächtnis trainieren
- die Wachheit, Konzentration und Aufmerksamkeit fördern
- die Merkfähigkeit steigern
- die Wortfindung trainieren
- die Wahrnehmung sensibilisieren
- die Verarbeitung des Erlebten beschleunigen, die Reaktionsgeschwindigkeit erhöhen
- das soziale Miteinander fördern
- Ich-Stärkung durch gelöste Aufgaben vermitteln

Unsere Übungen

Jeder Tag fing bei uns mit Hinweisen zur Orientierung an und endete mit diesen. Orientierungshinweise sind zum Einstieg in den Tag und für die Aufmerksamkeit wichtig. Bei Desorientierten ist GT meist mit Unaufmerksamkeit verbunden, weil diese Menschen Orientierung auf der verloren gegangenen Ebene suchen und unruhig sind.

Anfänglich äffte Vater uns oft nach. Aber bald lernte er die wertvollen Hinweise zu schätzen.

5.8.1 Wortpaare oder Gegensätze bilden

Wortpaare, die ich aus meiner Erziehung kannte, probierte ich mit Erfolg aus. Ich sagte den ersten Teil, Vater ergänzte.

Mutter und ...	Feuer und ...
Mit Kind und ...	Schnee und ...
Himmel und ...	Haus und ...

Diese leichte Übung machte er gerne mit. Als er besser trainiert und sicherer war, durfte er den Anfang machen.

5.8.2 Sprichwörter ergänzen

Man sammelt Sprichwörter, die der Erkrankte kennt. Ich schrieb sie auf, damit alle Betreuer trainieren konnten. Der erste Teil des Sprichwortes wird vorgegeben.

Lieblingssprichwörter von Vater waren:

        Was du heute kannst besorgen, ...

        Wer einmal lügt, ...

        Wer andern eine Grube ...

        Lieber gut ledig ...

        Früh übt sich, ...

        Ein gutes Mundwerk ist besser ...

        Wenn der Bettler auf das Ross kommt, ...

        Wie der Herr, ...

        Spare in der Zeit, ... u.v.a.

Er machte diese Übungen besonders gerne mit und freute sich, wenn er die Lösung kannte.

5.8.3 Leseübungen

Oft schrieb ich einen Text in Kurrentschrift auf eine Tafel, um Lesen zu trainieren. Der Text wurde von ihm nur gelesen, wenn er ihm gefiel!

        Z.B. Papa ist der Allerbeste ...

Das Lesen zu trainieren war notwendig, weil er keine Zeitung las. Den Strukturkalender am Tisch sollte er aber lesen können, deshalb trainierten wir.

5.8.4 Alte Texte sammeln

Gedichte, Lieder und Gebete, die mir Vater als Kind lernte, wurden immer wieder geübt. Besonders gerne machte er diese Übungen am Abend im Bett.

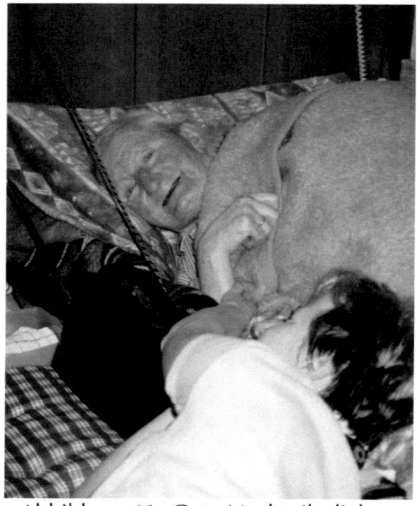

Fast unermüdlich forderte er: „Noch eine Strophe." Wir übten oft sehr lange. Manchmal wollte er einfach nicht allein sein und übte, damit die Betreuer länger blieben.

Ab und zu hörten wir gemeinsam Radio. Bis 21.00 Uhr gab es Volksmusik, wir sangen bei bekannten Liedern beide mit.

Wenn das Training zu Ende war, wurde mit dem gemeinsamen Abendgebet der Tag beendet.

Abbildung 41: Gute Nacht, ihr lieben Sorgen

5.8.5 Motorische Übungen

Für die Reaktionsgeschwindigkeit sind motorische Übungen sehr wichtig. Ballspiele mit verschiedenen Bällen fanden bei Vater guten Anklang. Weiche Bälle, Igelbälle, größere und kleinere Bälle, harte Bälle abwechselnd, trainierten die Empfindung und die Reaktion.

Oft machten wir Armbewegungen wie Armkreisen und Arme heben abwechselnd rechts und links und dasselbe mit den Beinen. Bei Unruhezuständen machte ich gerne Wiegebewegungen beim Sitzen im Bett, Vater wurde sofort ruhiger.

5.8.6 Übungen für die Sinne

Das Nachlassen der Sinne ist ein häufiges Problem im Alter. Bei dementen Menschen verkümmern diese Funktionen oft noch schneller, weil durch den hohen Pflegeaufwand auf diese Prophylaxen vergessen wird.

Manchmal glaubte ich bei Vater, sein Geruchs- und Geschmackssinn funktionierten nicht mehr ganz korrekt. Immer wieder machte ich Geruchsübungen mit Pflanzen, mit Cremen, mit Kaffee u.Ä. Ab und zu tropfte ich absichtlich einen

Tropfen Milch auf die heiße Herdplatte. Bei dieser Übung zeigte er mir durch fürchterliches Schimpfen wie: „Bist du narrisch, hast schon wieder die Milch anbrennen lassen, weil du nicht aufpasst", dass der Geruchssinn funktioniert.

Übungen für den Geschmackssinn machte ich, weil er immer öfter sagte, dass alles gleich schmecke. Ich süßte absichtlich Kaffee überdurchschnittlich, oder gab in die Suppe zu viel Salz. Sehr schnell nach dem ersten Löffel sagte er: „Total verhaut, das esse ich nicht", dann wusste ich, sein Geschmackssinn passt. Die Suppe wurde ausgetauscht.

5.8.7 Summenrätsel

In diesem Spiel werden möglichst viele Begriffe gesammelt, die einer vorgegebenen Bedingung entsprechen. Natürlich musste in seinem Zustand die Übung relativ leicht sein, z.B. männliche Vornamen; Blumen, die bei uns blühen; Bäume, die wir kennen; ... usw.

5.8.8 Themenbearbeitung

Alle Feste im Jahreskreis wurden zeitgerecht mit ihm durchbesprochen immer unter dem Motto: Wie war das daheim.

Erntedank, Namenstage, Hochzeiten, Taufen, Geburt eines Geschwisters, Weihnachten, Fastenzeit, Ostern, usw. Ich war erstaunt, wie viele seiner Erinnerungen von ihm genau beschrieben werden konnten.

Das Gedächtnistraining wurde fixer Bestandteil unserer Betreuung. Alle Begleiter machten mit. Wir gewöhnten uns an, immer zu dokumentieren, was gemacht wurde. Das wurde Vater dann vorgelesen. Durch die Dokumentation entstand Abwechslung.

5.8.9 Alte Fotos, aktuelle Informationen

Mit aktuellen Informationen arbeiten ist bei alten Menschen sehr wichtig. Der alte Mensch greift meist lieber auf altes Wissen zurück, weil er das besser präsent hat. Ideal ist es, beides zu trainieren, damit der alte Mensch informiert ist. Die Wohnumgebung ist informativ und nicht verunsichernd zu gestalten.

Wir haben in der Wohnung von Vater aktuelle Informationen aufgehängt. Zum Beispiel, wenn Angehörige verstorben waren, hingen wir Parten oder Andenkenbilder auf, um ihn zu erinnern.

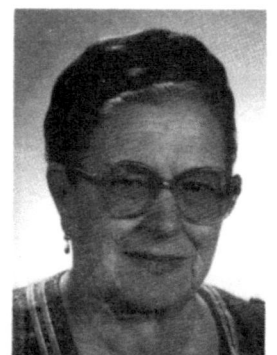

Christliches Andenken

an meine liebe Gattin, unsere gute Mutter, Schwiegermutter, Großmutter, Urgroßmutter, Schwester, Schwägerin, Tante und Patin, Frau

Josefa Nocker
geb. Danzl

die am Montag, dem 17. August 1992, gestärkt durch die letzte Ölung im 77. Lebensjahr unerwartet schnell in die ewige Heimat vorausgegangen ist.

Ach, Mutterlieb' entbehrt man immer,
wenn man auch längst kein Kind mehr ist,
das Mutterherz verschmerzt man nimmer,
das Mutterbild man nie vergißt.
Und die jetzt schläft in Gottes Frieden,
wie unermüdet war ihr Tun
zu ihrer Kinder Wohl hienieden,
nie sah man ihre Hände ruh'n.
Sie hat gewirkt bis an ihr Ende.
Ihr treuer Fleiß erlahmte nicht.
Nun aber fleh'n wir: Herr, jetzt spende,
den Lohn du ihr dafür im ew'gen Licht!

Abbildung 42: Andenkenbild an meine verstorbene Mutter

Einige Jahre, nachdem meine Mutter gestorben war, fragte Vater immer wieder: „Wo ist die Mutter, ist sie noch nicht vom Einkaufen nach Hause gekommen?" Wir informierten durch die Parten und mit dem Andenkenbild. Natürlich war Vater traurig. Oft beteten wir, oder fuhren zum Friedhof und zündeten eine Kerze an.

Ich finde es wichtig, mit der Wahrheit zu arbeiten. Alte Menschen halten aufgrund ihrer harten Vergangenheit und der vielen Verluste im Leben die Wahrheit oft besser aus als junge Menschen.

Die angeführten Übungen sind nur ein kleiner Teil der wichtigen Arbeit von Dr. Franziska Stengel. Diese Übungen haben sich in der Anwendung bei meinem Vater als sehr symptomlindernd gezeigt.

Leben bis zuletzt

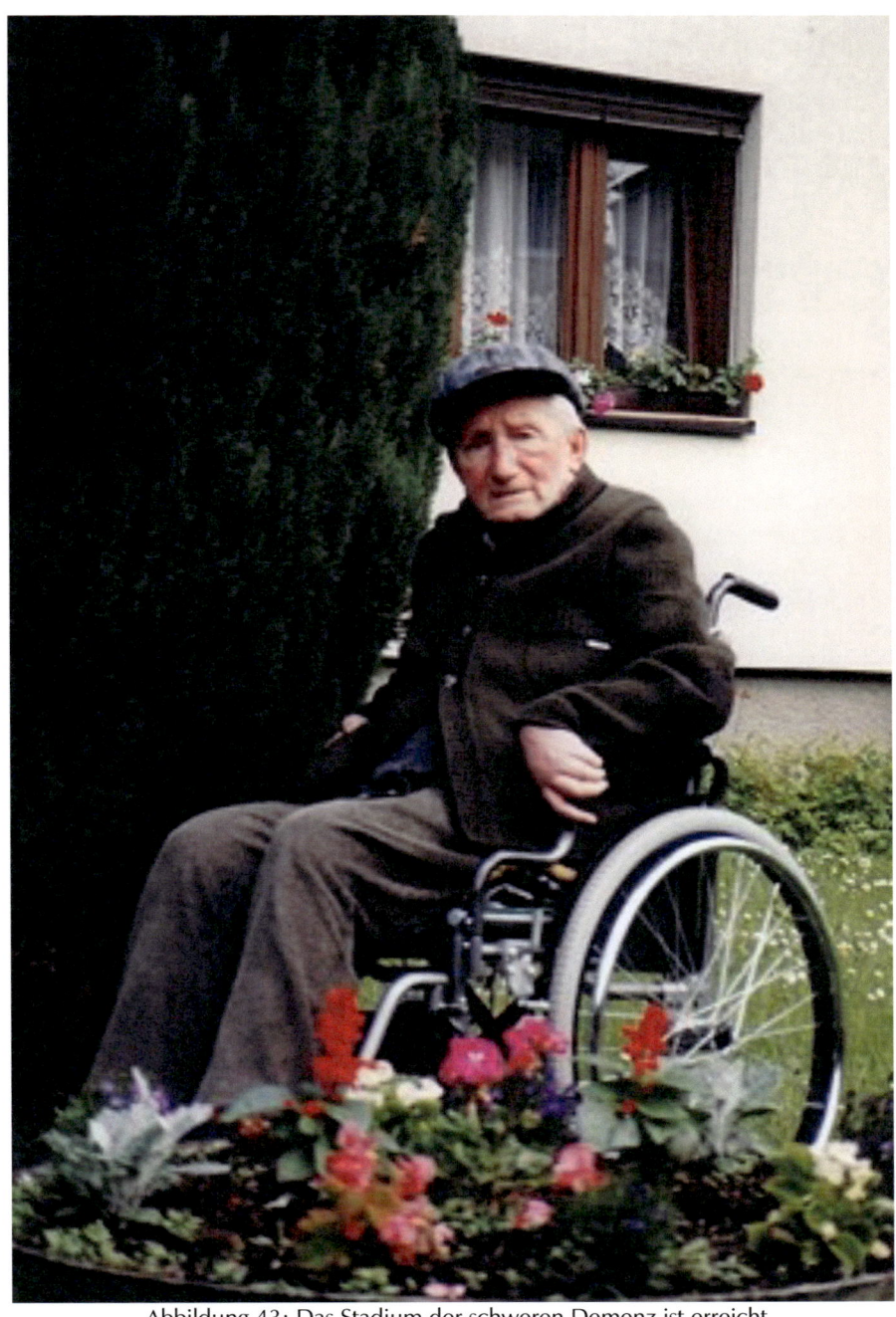

Abbildung 43: Das Stadium der schweren Demenz ist erreicht

6. Immobilität, absolute Abhängigkeit

Wir förderten wie beschrieben die Orientierungsfähigkeit, das Gedächtnis und die körperlichen Kompetenzen so gut es ging. Trotz aller Trainings schritten die Erkrankungen fort.

Vater wurde nie müde, uns neue Symptome zu bieten und freute sich immer wieder, wenn wir gelungene Lösungen fanden. Fachlich gesehen waren wir im nächsten Stadium angelangt. Obwohl die Symptome zunahmen, hatte Vater viele Freuden: Die Pflanzen vor seinem Haus, seine Wohnung und vor allem seine Begleiter.

6.1 Das schwere Stadium von Demenz

In diesem Stadium waren alle psychischen Elementarfunktionen in Mitleidenschaft gezogen, dadurch kam es auch zu schweren körperlichen Ausfällen. Emotionale Schwankungen leiteten dieses Stadium ein. Innerhalb kürzester Zeit schimpft Vater lautstark, gab die wildesten Formulierungen von sich und schlug um sich. Im nächsten Moment war er sehr liebesbedürftig, sagte: „Ich packe es nicht mehr" und wollte gestreichelt werden.

Am meisten beschimpfte er die Nachbarinnen. Wenn sie ab und zu nicht kamen, fragte er aber sofort nach, wo sie denn seien.

Zunehmend zeigten sich Wortwiederholungen, Wortfindungsstörungen und übertriebene Lautstärke. Die Kommunikation mit Erwachsenen war empfindlich gestört. Dagegen gelang die Unterhaltung mit Kindern oder seinen Plüschtieren fast fehlerfrei.

Auch Antriebsstörungen stellten sich ein. Lange Zeiten wiederholte er dieselben Worte zum Vogel, Schimpfwörter in ununterbrochenen Dauerreden oft bis zur Heiserkeit.

Der Vogel Burli weckte stets sein Interesse. Mit dem Vogel wurden alle die Sorgen in Selbstgesprächen ausgetauscht. Seinem Vogel Soletti zu füttern war ihm ein großes Anliegen. Auf diese Weise trainierte er freiwillig die Bewegungs-Koordination.

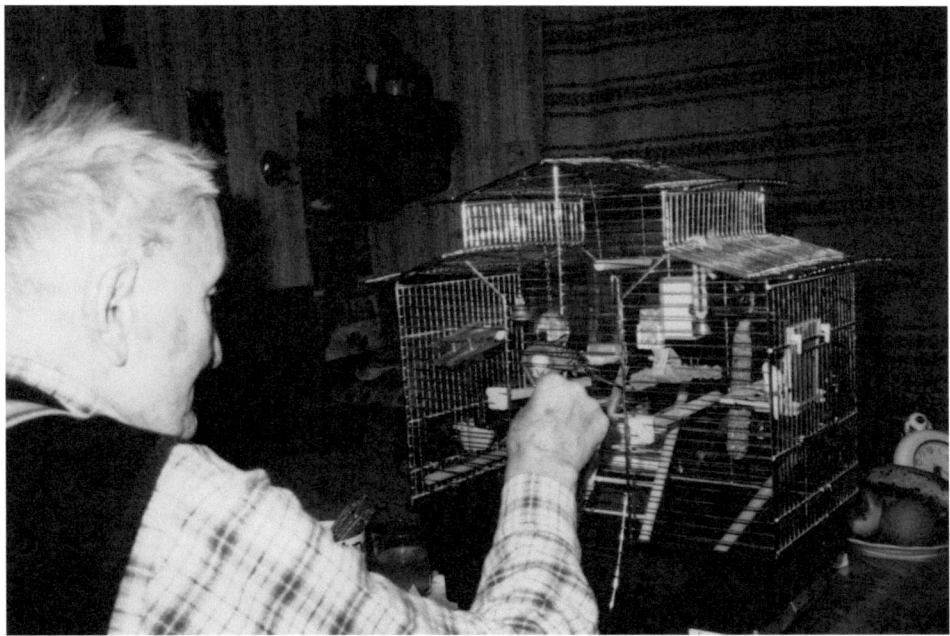
Abbildung 44: Der Vogel wird gefüttert

Dem Dauerreden folgte körperliche Agitiertheit. Ununterbrochenes Klopfen oder mit der Hand auf den Tisch schlagen bis zur Selbstverletzung waren die Folgen. Für uns war das deshalb schlimm zu beobachten, weil er tief traurig war, wenn er seinen Zustand fallweise realisierte. Die Betreuer hatten alle Hände voll zu tun, um Verletzungen zu verhindern.

Er konnte Schmerzen nicht mehr korrekt empfinden und auch nicht lokalisieren. Oft jammerte er schlimm; wenn ich fragte, ob ihm etwas weh tue, sagte er ja. Wenn ich dann sagte, tut dein Fuß weh, sagte er auch ja. Durch die Sprachstörungen verstand er viele Worte nicht mehr und wir mussten oft raten, wo das eigentliche Problem lag.

Er sah keine Notwendigkeit zum Essen und Trinken. Er wollte den Löffel immer seltener selbst in die Hand nehmen. Während des gesamten Essens war Aufsicht notwendig. Ohne Erinnerung vergaß er oft auf das Kauen und auf das Schlucken. Er wünschte sich seine Lieblingsspeisen, konnte diese aber nicht essen.

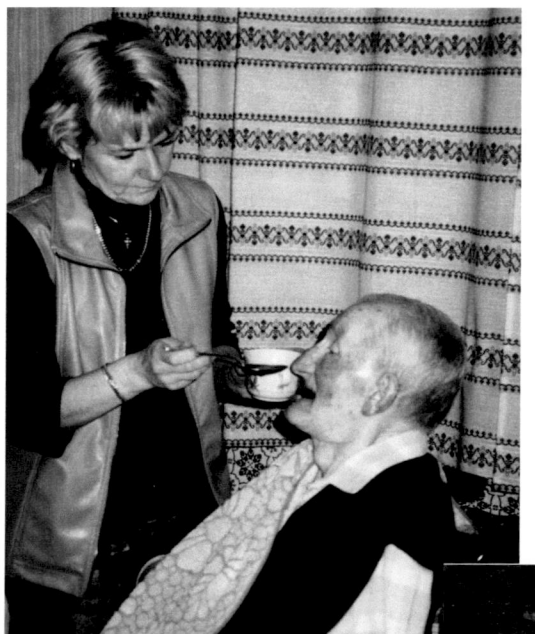

Aufgrund der gestörten Nahrungs-
aufnahme kam es zu Schluckstörungen, die bis zum Ende des
Leidens massiv ausgeprägt waren.
Wir brauchten im letzten Jahr jedes Mal zu den Mahlzeiten eine
Stunde, um ihn ausreichend zu
ernähren.

Nachdem wir aber die nötigen
Kalorien erreichten, auch wenn es
sehr zeitintensiv war, wollte ich
ihm die Sonde ersparen. Fallweise
kam es zur Verschleimung, die
besondere Pflege erforderte.

Abbildung 45: Schlucken ist erschwert

Anstehen wurde immer schwieriger, ab und zu gelang das Harnlas-
sen stehend in die Harnflasche,
aber im Lauf der nächsten Zeit war
auch diese Ressource nicht mehr
vorhanden. Es mussten Tag und
Nacht Inkontinenzprodukte verwendet werden. An den Armen
zeigten sich Koordinationsstörungen, die Feinmotorik war stark beeinträchtigt. Beim Sitzen im
Rollstuhl zeigte er schwere Span-
nungszustände, er überstreckte seinen Oberkörper oft soweit, dass er
fast aus dem Rollstuhl fiel. Er klagte
oft: „Ich kann nicht mehr anders."

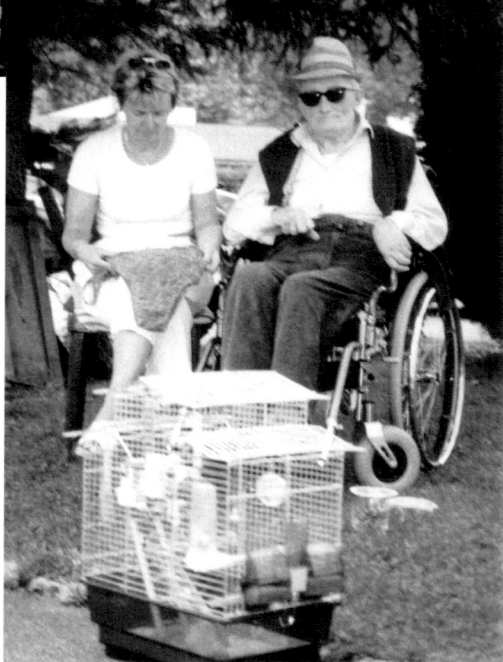

Abbildung 46: Die Liebe zur Natur blieb

Leben bis zuletzt

Das Bedürfnis ins Freie zu gehen blieb aufrecht. Er liebte es, unter seiner Tanne vor dem Haus zu sitzen. Der Burli war dabei. Ohne Aufsicht war die Tagesgestaltung nicht mehr möglich.

Das Realitätsurteil geriet stark ins Wanken. Früher hatte ich trotz Demenz seine praktischen Fähigkeiten und seinen Hausverstand immer so bewundert. In diesem Stadium verlor Vater sehr viel, fast alles von seinem früheren Können.

Es ging soweit, dass er Fotos von lebenden Menschen und Kunststofftiere von lebenden Tieren nicht mehr unterscheiden konnte. Alles, was im Fernsehen passierte, ordnete er dem Geschehen in seiner Wohnung zu. Er stritt ständig mit dem Gartenzwerg, weil dieser nicht befolgte, was er ihm ansagte. Er zeigte oft Regressionsverhalten, spielte wie ein Kind und hatte in der Kommunikation mit Erwachsenen große Schwierigkeiten. Er baute rund um sich eine neue, ganz andere Welt auf als 85 Jahre vorher.

Sein Tisch, bei dem er am Tag oft saß, war voll mit Tieren aus Plastik. Er wünschte sich alles, was in seiner Erinnerung war, eine Kuh, einen Stier, Kälber und Hühner. Er war begeistert von seinen Tieren und sagte ab und zu: „Der Stier ist so böse, der braucht einen Zaun. Wenn der auf mich zurennt, dann bin ich verloren."

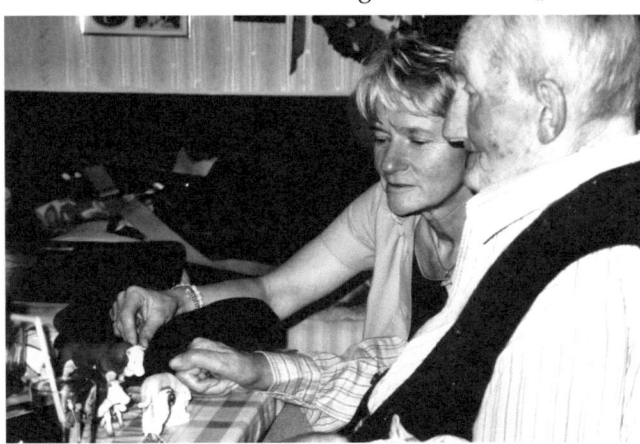

Abbildung 47: Tiere aus Plastik wurden für lebende gehalten

Da überlegte ich mit ihm gemeinsam, wie wir den Zaun machten, dann war er beruhigt. Wenn die Betreuer kamen, mussten sie in seine Welt eintauchen und den Zaun bewundern. Ereignisse wie diese merkte er sich sehr gut.

Bei Entscheidungen wurde er wankelmütig. Bald so, ein paar Sekunden später wieder anders. Das kostete Vater sehr viel Energie, weil wir etwas auf die eine Art machten, er es jedoch anders wollte.

Verwirrtheitszustände zeigten sich immer öfter. Doch gab es auch Zeiten, in denen er sich voll orientiert und gut kooperativ zeigte. Er entwickelte ein sehr hohes Schlafbedürfnis, es machte ihm nichts mehr aus, überdurchschnittlich viele Stunden durchzuschlafen. Wir mussten die Zeiten gut einteilen, um vernünftige Wachzeiten zu organisieren.

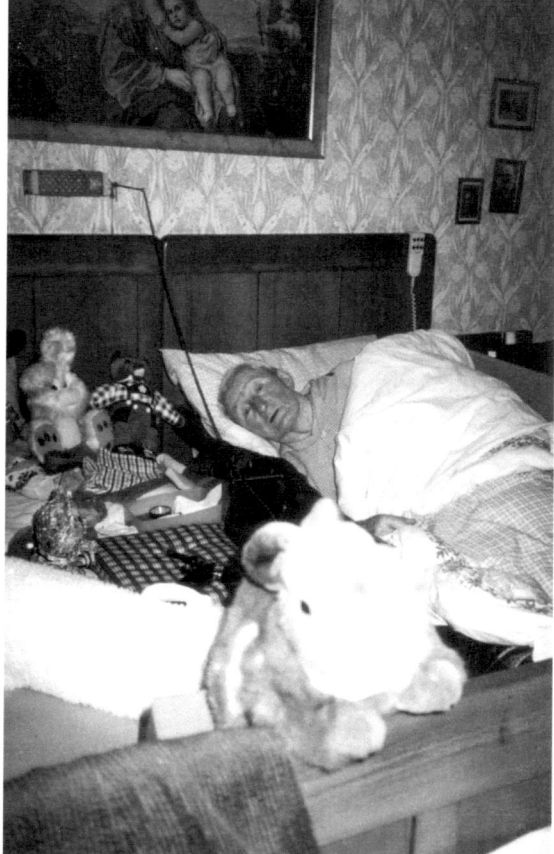

Vor dem Einschlafen mussten die Vorstellungen von Vater erfüllt sein, alles an seinem Platz - seine Genauigkeit, die ich ein Leben lang kannte. Nur die Gegenstände, die er zum Schlafen brauchte, änderten sich.

Er wollte alles um sich haben, was ihm in dieser Lebensphase wichtig war, tagsüber die Tiere und nachts diverse Utensilien seiner Wahl.

Sein Bett war ausgestattet mit Radio, Taschenlampe, Plüschtieren, Spielzeugrevolver, Strohteddybär, u.v.a. Das tägliche Abendgebet gehörte zum Abendritual wie ein Volkslied seiner Jugend und Weihwasser.

Die Körperkraft und die geistige Kraft ließen enorm nach. Oft konnte er sich nur mehr wenige Minuten konzentrieren.

Abbildung 48: Ich verrate euch meine Welt

Dieses Stadium dauerte drei Jahre. Ich dachte oft, jetzt kann er kein neues Symptom mehr bekommen. Aber er musste noch viele Symptome dieser Krankheit durchmachen. Trotzdem war er bis zum Ende immer wieder sehr glücklich und hatte seine Freuden.

Ich fing in dieser Zeit an, mit den Betreuern ein Tagebuch über seinen Zustand zu schreiben. Es war für uns wichtig, alles niederzuschreiben, um uns zu entlasten. Oft lasen wir ihm aus den Aufzeichnungen vor, das bereitete ihm meist große Freude. Manchmal verlangte er selber danach, er wollte wissen, was wir über ihn schreiben, wie er es nannte.

6.1.1 Urlaub in Straßwalchen, August 1999

Im Sommer 1999 machten wir Urlaub im Seniorenheim Straßwalchen. Die oben angeführten Symptome erschwerten den Urlaub.

In dieser Woche erwähnte Vater sehr oft, wie froh er war, nicht in einem Heim zu sein. Er zeigte für Heimbewohner kein Verständnis, wollte mit niemandem Kontakt. Lediglich mein Mann und ich waren akzeptiert. Wir verbrachten die ganze Zeit bei ihm und er sagte am Abend immer: „Morgen müsst ihr wieder bei mir bleiben, sonst schreie ich den ganzen Tag."

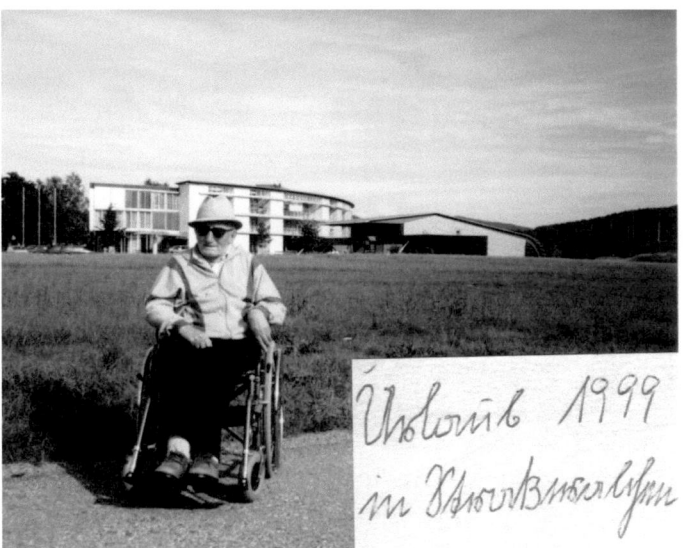

Bei Ausflügen im Rollstuhl lebte er auf und insgesamt erholte er sich gut. Die Landwirtschaft rund um das Seniorenheim interessierte Vater besonders.

Für daheim wurden alle Fotos in Kurrentschrift beschriftet, so wurde sein Gedächtnistraining fortgeführt.

Abbildung 49: Sommerurlaub 1999

Viele Ressourcen, die Vater zu Hause noch hatte, zeigte er in der veränderten Situation im Heim nicht mehr. Auffällig wurde er öfters durch seine Art der Kommunikation.

Prinzipiell hatte Vater genug zu beobachten. Im Heim gab es einen Vogel, den man zu ihm stellte, eine Katze, mit der er sich unterhielt und von seinem Fenster aus sah er Hühner, Kühe und Kälber. Er hatte genug zu schauen. Natürlich musste ich bei ihm sein und ihm Gesellschaft leisten. Bei Spazierfahrten interessierte ihn die Landwirtschaft rund um das Heim besonders.

Die Schwestern stellten ihm Blumen ins Gästezimmer, er schimpfte nur und meinte: „Das Geld für Blumen hinauszuwerfen, spricht auch nicht für Sparsamkeit. Dumme Weiber." Überhaupt hatte er im ganzen Urlaub für Mitmenschen wenig Interesse außer den Beobachtungen, die er laut von sich gab wie: „Schau, wie der hatscht, schau, wie die herhängt, das ist ein altes Weib, furchtbar." Wenn ich sagte: „Papa nicht so laut!", meinte er, die Wahrheit müsse der Kaiser auch vertragen.

In dieser Woche war auch meine Schwiegermutter auf Urlaub im selben Seniorenheim. Sie war ebenfalls pflegebedürftig, aber in etwas besserem Zustand als Vater. Vater interessierte Gemeinsames mit meiner Schwiegermutter aber nicht. Er meinte: „Lothar soll mit ihr gehen und du bleibst bei mir. Jeder hat sein Kind und aus." So mussten wir diese Woche getrennt gestalten, damit unsere beiden alten Herrschaften zufrieden waren. Die Schwiegermutter war gut kooperativ und zeigte Verständnis für Vater.

Zuhause angekommen hatte er viel zu erzählen, was wir im Urlaub erlebten. Ich war erstaunt, wieviel er sich merken konnte. Auf die Gewohnheiten von daheim stellte er sich sofort wieder ein. Er stritt mit den Nachbarinnen wie eh und je und war auch sonst der Alte.

6.1.2 Die Betreuung in dieser Zeit

Wie schon vorher hatte Vater viermal täglich für eineinhalb Stunden Betreuung. Am Morgen für die Körper- und Hautpflege, für Inkontinenzversorgung, für Trainings und Frühstück. Wurde er vom Schlafzimmer in die Küche gefahren, schrie er meist: „Wo ist die Musik?" Er wollte eine Kassette mit den Kernbuam oder den Kastelruther Spatzen. Die Betreuerin sang meistens mit, sein Tag fing fröhlich an. Saß er bei Tisch, klopfte er mit der Faust auf den Tisch und sagte: „Aus meiner Wohnung bringt ihr mich nur mit dem Sarg heraus."

Während die Morgenbetreuung den Haushalt verrichtete, saß er beim Fenster mit dem Vogel im Käfig und beobachtete das Geschehen vor seinem Fenster. Viele Menschen winkten ihm, er war erfreut.

Manchmal versuchte er nach alter Gewohnheit etwas anzuschaffen, was ihm wichtig erschien, z.B. die Zierknöpfe am Wohnzimmerkasten zu putzen, damit sie glänzen. Das musste von den Betreuern sofort erledigt werden, sonst drohte er mit seiner Tochter. Er sagte auch gelegentlich: „Ich bin schließlich der Chef, ich zahle. Wer zahlt, schafft an."

Um etwa 10:00 Uhr wurde er zur Rast auf seinen Diwan gelegt mit dem Hinweis, wann die nächste Betreuung kam. Es wurde zum Ritual, dass alle für ihn wichtigen Gegenstände wie sämtliche Lieblingspolster, Uhr, Plüschtiere, Geldtasche und Stofftaschentuch in Sichtweite sein mussten. Dann schlief er meist beruhigt und sehr schnell ein.

Um etwa 11.15 Uhr kam die Mittagsbetreuung. Manchmal brauchte es einige Überredungskunst, um ihn zum Aufstehen zu motivieren. Er wurde vorbereitet. Die Damen von Essen auf Rädern kamen und servierten. Der Tisch musste gedeckt sein, mit einem großen von ihm eingemerkten (gekennzeichneten) Löffel.

Als sein Zustand noch besser war, merkte er sämtliche Löffel, Gabeln und Messer durch eine Kerbe am Stiel ein, obwohl er allein lebte. Es war ihm wichtig, „seinen Löffel" zu bekommen. Im Sommer verlangte er immer, dass die Mittagsbetreuung in den Garten ging und frischen Schnittlauch holte.

So wartete er auf die Damen, die sein Essen vorbei brachten. Die Betreuerin bereitete das Essen mundgerecht zu und half, solange es schmeckte. Er verlangte nach jeder Mahlzeit etwas Süßes.

Nach dem Mittagessen wurde die Ausscheidung kontrolliert und eine Zeit lang war es noch möglich, am Leibstuhl Harn zu lassen und Stuhl abzusetzen. Dann wurde zum Mittagsschlaf hergerichtet. Dieser dauerte in dieser Zeit mindestens bis 15.30 Uhr. Die Ruhezeit brauchte Vater, um am Nachmittag aktiv sein zu können.

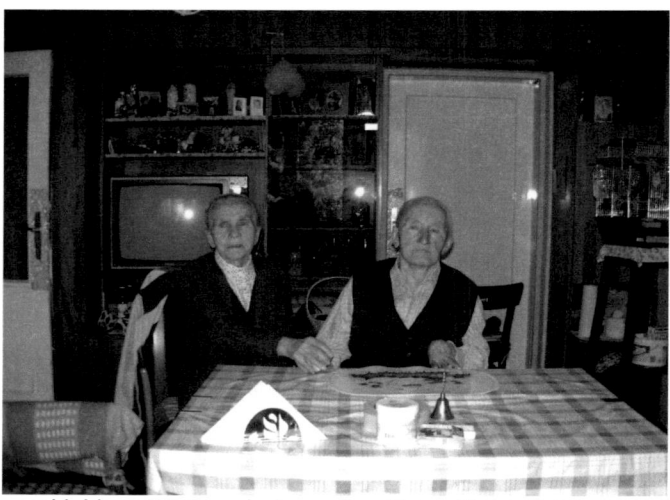
Abbildung 50: Besuch der um zwei Jahre älteren Schwester

Die Nachmittagsbetreuung begann mit Jause seiner Wahl und einer Aktivität, Spazierfahrten, Fernsehen, Radio hören oder Besuche. Die Besuche aus dem Heimatort machten riesige Freude. Besonders die leibliche Schwester meines Vaters war in dieser Zeit sehr wichtig für ihn. Sie konnte Neuigkeiten aus der Heimat erzählen oder einfach nur die Hand halten.

Um ca. 17:00 Uhr war er meist so müde, dass er schon im Sitzen einschlief. Er wurde zur Rast wieder auf seinen Diwan gelagert bis zur Abendbetreuung um etwa 18.30 Uhr. Sein Radio musste immer angeschaltet sein.

Die Abendbetreuung sorgte für Abendessen, für Körperpflege, Hautpflege, Atemgymnastik und Beschäftigung. Um etwa 20:00 Uhr ging Vater mit Hilfe zu Bett. Das Abendritual war relativ zeitintensiv. Er wollte gemeinsam einige Lieder nach seiner Wahl singen, dann ein gemeinsames Abendgebet, dann Weihwasser erhalten, zuletzt sagte er jedes Mal: „Licht aus und kein Mucks mehr!"

In seinem Schlafzimmer musste alles punktgenau zum Schlafen vorbereitet sein. Der Wecker, der Stock, die Taschenlampe, das Radio, die Plüschtiere, die Geldbörse, der Spielzeugrevolver, das Taschentuch, die Armbanduhr, u.Ä.

Manchmal kam am Abend mein Mann vorbei um mich abzuholen. Wir sangen gemeinsam mit Gitarrenbegleitung.

Das waren für meinen Vater geistig die besten Momente. Er sang mit, kannte die Texte und fand durch die Lieder seine Orientierung. Wenn ich nach der Abendbetreuung die Küche aufräumte und nach einer halben Stunde nachschaute, schlief er tief.

Wir haben in seiner Dreizimmerwohnung einen Raum mit Übernachtungsmöglichkeit geschaffen. Bei schlechtem Allgemeinzustand meines Vaters schlief ich in seiner Wohnung oder schaute zweimal in der Nacht vorbei. Aber die meisten Nächte schlief Vater allein. Natürlich hatte ich oft ein ungutes Gefühl, dass er allein war. Aber auch in Heimen schlafen Menschen allein in ihrem Zimmer. Da er in diesem Stadium nicht mehr ohne Hilfe aufstehen konnte, war die größte Gefahr, zu stürzen, gebannt.

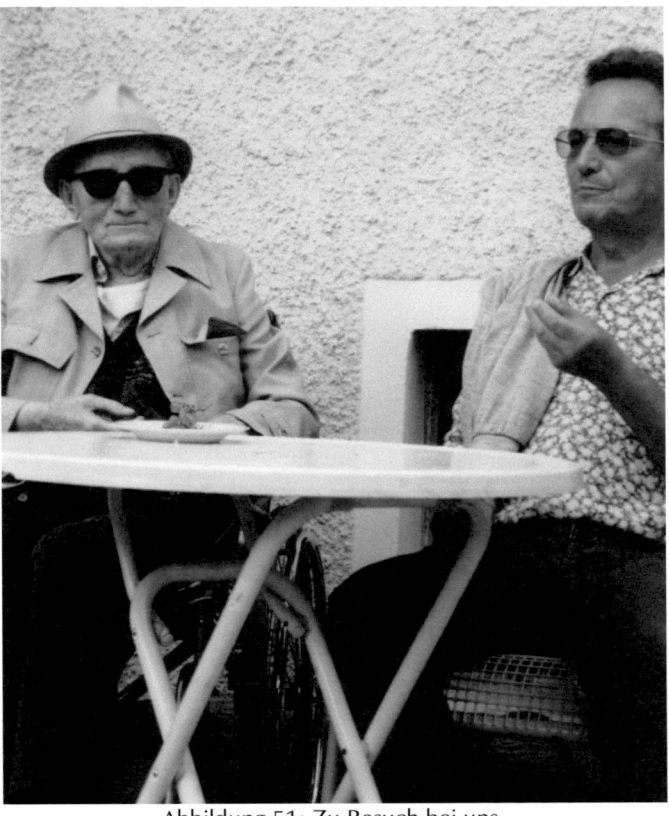

Fuhr er mit Betreuern aus, legte er viel Wert auf sein äußeres Erscheinungsbild. Die Sonnenbrille, ein Hut, je nach Wetterlage verschieden, ein Sakko dem Wochentag entsprechend, seine Schnürlsamthose und sämtliche Utensilien mussten passen. Er wollte bewundert werden.

Abbildung 51: Zu Besuch bei uns

6.1.3   Auszüge aus den Tagebüchern

Ab 1998 führten wir wie beschrieben Tagebücher über den Zustand von Vater. Ich meine damit nicht die Pflegedokumentation, diese wurde gesondert geführt. Die Aufzeichnungen aus dem Tagebuch sind noch heute sehr schöne, teilweise aber auch traurige Erinnerungen an den langen Weg.

16. August 1999

Es war am ersten Tag nach dem Urlaub. Ich machte die Morgenbetreuung. Ich komme um 8.00 Uhr zu Vater, das Licht im Schlafzimmer brennt, sein Radio läuft, er schaut mich strahlend an. Sofort wollte er aufstehen, er müsse schauen, was los ist.

Wie täglich saß er querbett, der Vorhang musste weg und er lachte. Eine Dame, die täglich auf den Weg zum Dienst vorbei geht, winkt ihm. Er lacht und sagt: „Die schöne Anneliese würde mich sofort heiraten." Als sie weg ist, meint er: „Schneller, anziehen und auf, vielleicht kommen noch mehrere Damen vorbei."

Zu dieser Zeit aß er am Morgen noch täglich ein Weinbeerweckerl mit Butter und eine Tasse Milch. Meist tauchte er das Brot in die Milch, so konnte er es leichter schlucken. Später stellten sich massive Schluckstörungen ein und das Essvergnügen war entsprechend reduziert.

18. August 1999

Ich komme zur Abendbetreuung und habe ihm Grießnockerlsuppe mitgebracht. Mit Anleitung aß er drei Grießnockerl mit zwei Tellern Suppe. Als er fertig war, meinte er: „Eigentlich hätte ich mir die Suppe besser vorgestellt."

2. September 1999

Ich komme um 18.30 zur Abendbetreuung. Vater ist sehr ernst und in sich gekehrt. Ich setze mich zu ihm und lese laut aus dem Kalender, was heute los war. Ich lese ihm vor: „Markus war mit Klarinette war da." Er war sofort hellwach und meinte: „Der Bua hat so fesch gespielt, und so eine fesche Klarinette, einfach brav, der Bua." Ab diesem Zeitpunkt war er wieder gut kooperativ. Nach dem Abendessen kommt eine Nachbarin, Frau Bräundl. Er dreht sich zu ihr, zeigt ihr die Zunge, macht eine Faust und sagt: „Magst eine Watschn?" Er war in diesem Regressionsverhalten, das immer wieder aufkam. Es dauert meist kurze Zeit, dann zeigt er wieder adäquates Verhalten.

Bei der Abendtoilette machte er gut mit. Er ist an diesem Tag ziemlich verschleimt. Wir machen Atemgymnastik und ich klopfe ihn ab. Bei therapeutischen Übungen macht er immer sehr motiviert mit.

Als die andere Nachbarin, Frau Wiesmann kommt, sagt er: „Siehst, was sie mit mir alles macht, weil mich mag sie. Mit dir macht keiner was, weil dich niemand mag, du blödes Weib."

Solche verbal aggressive Aussagen gab es in diesem Stadium sehr viele und jedem gegenüber, außer unserem Hausarzt, den er besonders schätzte.

5. September 1999

Heute komme ich um 11:00 Uhr zur Mittagsbetreuung. Er strahlt mich vom Diwan aus an und sagt sehr oft hintereinander: „Servus ..." Ich fragte ihn, was es Neues gäbe und ob die Sabine in der Früh da gewesen wäre. Vater meint: „Gar niemand war da, ich bin allein aufgestanden. Jetzt brauche ich die Kernbuam, weil heute geht es mir gut." Bevor ich zum Kassettenrecorder komme, singt er: „I lieg im Straßengrabn..."

Ich stimme in das Lied ein, wir singen zwei Strophen gemeinsam. Inzwischen kommt die Dame mit dem Mittagessen. Sie erklärt ihm, dass es Schweinebraten gibt. Vater freut sich. Sie wünscht guten Appetit und will gehen. Vater sagt sehr laut und ungehalten: „Mach die Tür schnell zu, sonst kommt noch so ein Weib daher."

Sehr oft sagte er zu den Damen von Essen auf Rädern: "Könnte ich einmal bei dir schlafen?" Ähnliche Aussagen wie diese kamen oft ganz unvermutet. Wenn man ihn dann fragte: „Was hast du gesagt?" sagte er meist schelmisch: „Bist eh brav."

Als er nach dem Mittagessen auf seinem Diwan lag, erzählte ich ihm, ich ginge in das Schwimmbad bis zur Nachmittagsbetreuung. Da ich kein Kleingeld hatte, fragte ich ihn, ob er mir ein Kleingeld leihen würde. Wir zählten gemeinsam aus seiner Geldtasche zehn Schilling für Eis heraus. Sofort fragte er, wann er es zurück bekäme. Ich musste versprechen, dass ich es noch an diesem Tag zurückgäbe. Als ich dann ging, sagte er: „Jetzt bist schon so alt und brauchst noch immer was von deinem Vater."

Er erkannte den Wert von Geld lange nicht mehr. Aber bei allen Ausgaben war er sehr vorsichtig. Geld verleihen wollte er früher auch nicht. Als ich Kind war, sagte er immer: „Herleihen tun wir nicht, wenn wir zu viel haben, schenken wir etwas her."

Als ich am selben Tag zur Nachmittagsbetreuung kam, wollte ich mit ihm spazieren fahren, er lehnte ab. Ich bot ihm an, wir gehen hinaus auf den Balkon, er lehnte ab. Ich sagte, ich gehe allein, weil der Balkon aufgeräumt werden muss. Sofort wollte er mit folgenden Worten mit: „Wart, ich komme mit, du allein bringst das nicht zusammen." Sein Balkon war benachbart zu den Balkonen von Frau Bräundl und dem Ehepaar Schiessl. Kaum waren wir draußen, kam auch Frau Bräundl auf ihren Balkon. Er sah sie und fing zu stänkern an: „Schau, jetzt ist die Alte da drüben auch da." Sie nahm eine Brennessel und sagte: „Wer ist da?" Sofort war er freundlich und lachte. Das Spiel wiederholten die beiden eine Zeit lang. Es dauerte nicht lange, kam auch Frau Wiesmann auf unseren Balkon. Wieder stänkerte Vater wie mit Frau Bräundl.

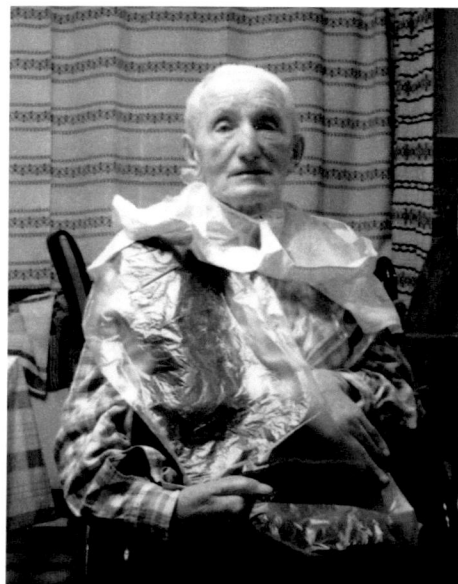

Er wollte Schokolade und ich gab ihm eine halbe Tafel. Sehr schnell war sie aufgegessen und er warf das Papier über den Balkon hinunter und meinte: „Diese Nachbarin wirft einfach das Papier hinunter, hol das schnell herauf, wie das ausschaut." Solche Nachmittage empfand Vater sehr lustig und in seiner Boshaftigkeit lebte er auf.

Am selben Abend war Haare schneiden und Haare waschen am Programm. Diese Tätigkeiten führten jedesmal zur Dekompensation. Er schrie um Hilfe solange, bis die Haare geschnitten und getrocknet waren.

Abbildung 52: Schönheit muss leiden...

Die Angst war bei einfachen Tätigkeiten im Vordergrund. Das laute Schreien war oft Spiel, oft Angst. Seine Einschätzung war nicht mehr korrekt.

Von den Begleitern verlangte dieses Symptom besonders sensibles Vorgehen mit guter und langsamer Information. Wenn er dann in den Spiegel schaute, gefiel ihm die Frisur und alles war vergessen.

9. September 1999

Ich komme zur Abendbetreuung. Ich erzähle Vater, dass Lothar zu schnell mit dem Auto gefahren ist und 1700 S Strafe bezahlen muss oder drei Tage einsitzen. Vater meint: „So ein Dodl, die sollen ihn einsperren, wenn er nicht Auto fahren kann. Mich hat noch nie jemand gestraft, denn ich fahre mit dem Rad vorschriftsmäßig."

11. September 1999

Ich komme zum Morgendienst, Vater liegt mit hochrotem Kopf im Bett und sagt: „Heute ist was los in der Hose. Gestern haben sie mir am Abend eine vergiftete Wurst gegeben und ich habe Durchfall. Du musst gehen und Anzeige machen."

Erst als er sauber gemacht ist, beruhigt er sich. Beim Frühstück sagt er noch ein paar Mal, die Gauner gehörten angezeigt.

14. September 1999

An diesem Tag schreibt Annemarie in den Bericht, dass Vater erzählt hätte, Regenwürmer wären immer schon seine Lieblingsspeise. Ich las ihm bei der Nachmittagsbetreuung das Geschriebene vor und fragte, wie er das meinte. Er sagte: „Wenn man klein ist und viel Hunger hat, nützt eine Sau im Stall nichts. Du kannst aber hinausgehen in den Wald und viele, viele Würmer fressen."

Ich habe ihn angeschaut und vor Ekel das Gesicht verzogen, da sagte er: „Schau nicht so blöd, du hast wohl noch nie Hunger gehabt. Für mich waren die Würmer oft die Rettung vor dem Hungertod. Aber was weißt denn du schon!"

Bei der Abendbetreuung war er total verwirrt. Ich gab ihm die Harnflasche, er warf sie in hohem Bogen weg und urinierte auf den Boden. Er fängt bitterlich zu weinen an: „Mutter, Mutter, ich kann nicht mehr, es muss einmal aus sein."

Ich halte ihm die Hand, er beruhigt sich und will ins Bett. Als er sich ausgeruht hat, ist er wieder stabil. Er fordert seine Abendrituale wie täglich: Das Bambi richten, den Hasen hinsetzen, Singen, Beten, Weihwasser. Als alles erledigt ist, schaut er mich an und sagt: „Jetzt brauche ich noch einen Regenwurm." Danach lachte er, dass er zyanotisch wurde.

Dieses Lachen in übertriebenem Maß zeigte er auch manchmal beim Essen, dabei wurde es gefährlich. Für uns war es oft unerwartet, weil Lachen oder Weinen als Gefühlsstörungen auftraten und für Betreuer nicht immer nachvollziehbar waren.

17. September 1999

Ich komme zur Abendbetreuung und frage, was Vater zum Essen will. Er sagte sofort: „Grießkoch mit viel Butter, Zimt und Schokolade, aber flott."

Während ich das Grießkoch zubereite, schreit er dauernd: Schneller, sonst haue ich das Almdudler-Glas hinunter." Schneller als ich schauen konnte, flog das Glas in hohem Bogen durch die Küche. Ich ging zu ihm, umarmte ihn und er lachte. Er fing an zu essen und schrie: „Viel zu heiß, du musst sofort blasen, sonst lasse ich den Löffel fallen." Wieder fiel der Löffel, er lachte laut.

Ich setzte mich zu ihm. Er streichelte über meinen Rücken und sagte: „Du bist mein braves Diandl, ganz der Vater, wir halten zusammen, bis der Tod uns scheidet." Dann nahm er meine Hand und hatte Tränen in den Augen.

6. Oktober 1999

Der Zustand von Vater verschlechterte sich. Es gab in der letzten Zeit wenig gute, aber viele schlechte Tage. Schluckstörungen stellten sich ein. Er kaute schlecht, hustete, erbrach sehr oft. Er wollte nicht mehr essen, war körperlich sehr schwach.

Er sagte zu Annemarie: „Bring den Hund, damit ich ihn noch einmal sehe." Zu mir sagte er an diesem Tag, er weiß, dass er jetzt schön langsam aufhört zu leben. Er täte einfach nichts mehr, dann wäre es aus. Diese Gedanken waren bald vorbei. Bei der Abendtoilette meinte er, ich soll endlich schneller tun, sonst müsse er mich entlassen.

Das Jahr 2000

Der folgende Winter war sehr problematisch. Verdauungsstörungen, Schluckstörungen und körperliche Schwäche stellten sich ein. Die Sprache wurde rapid weniger. Wir Betreuer konnten aber gut kommunizieren, weil wir sehr viel bei ihm waren.

Das Frühjahr gestaltete sich problematisch. Trotzdem wurde der Urlaub für das Jahr 2000 geplant. Ich wollte ihm ein Ziel setzen.

25. Mai 2000

Sein vierundachtzigster Geburtstag wurde im Kreise seiner Begleiter gefeiert. Wir mussten die Gruppe klein halten, es war sonst zu anstrengend für Vater. Die eigene Wohnung ist zu diesem Zeitpunkt ein sehr beschützendes Umfeld, wo alles bestens bekannt ist.

Tatsächlich war der Urlaub möglich. Wir fuhren in das Caritasheim nach St. Pölten. Auch die Schwiegermama war wieder dabei. Gleich wie früher in Straßwalchen wollte Vater nichts mit ihr zu tun haben.

Diesen Urlaub konnte er nicht mehr wirklich genießen. Die Mitbewohner waren ihm zu anstrengend, wir aßen im Zimmer und konnten auch keine Ausflüge machen, es war zu viel für seine schwindenden Kräfte.

Vater zeigte massive Schluckbeschwerden, die Freude am Essen war vorbei.

Ein Foto aus dem Trainingsalbum, in Kurrent beschriftet, konnte gelesen werden.

Er wünschte sich zwar seine Lieblingsspeisen, konnte sie aber nicht genießen. Er gab mir aber immer noch zu verstehen, dass es ihm gefalle. Es gab viele Eindrücke für ihn. Besonders Laska, eine Partnerhündin, faszinierte ihn.

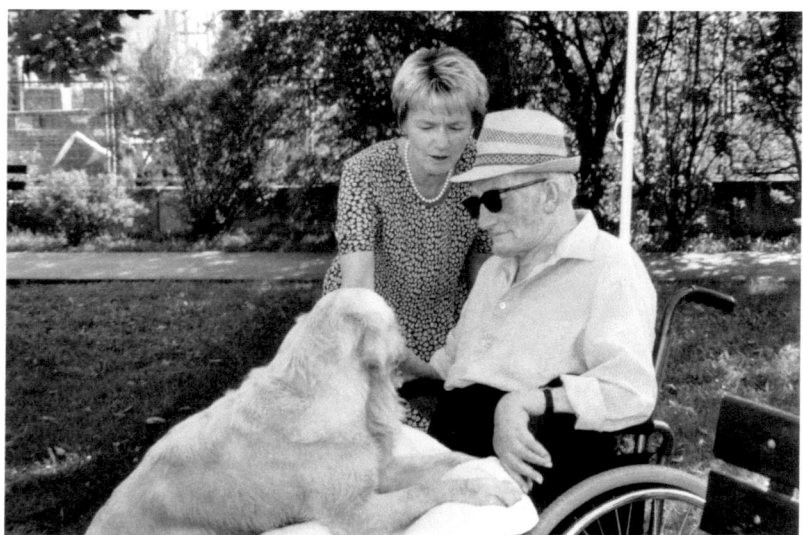
Abbildung 53: Laska, die Freude für Vater

Die anderen Verhaltensweisen blieben aufrecht. Zuhause angekommen stellte sich keine Verbesserung des Zustandes ein. Trotzdem redete er noch lange von Laska und erzählte allen, wie schön der Urlaub war. Er schwärmte immer wieder vom Urlaub im nächsten Jahr.

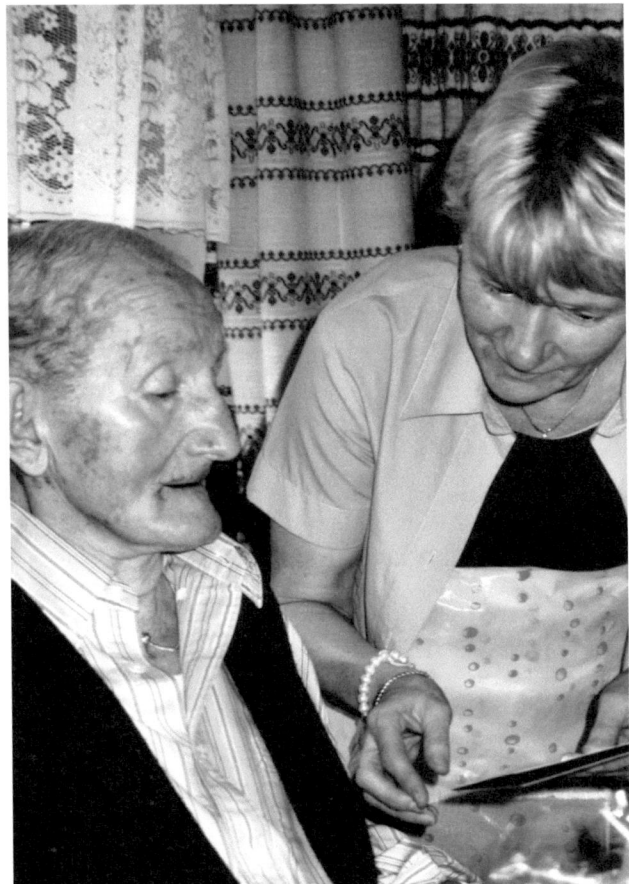

Abbildung 54: Erinnerungen an den Urlaub werden
aufgefrischt

Stänkereien mit den Nachbarinnen machten ihm nach wie vor Spaß. Auch wenn die Sprache nicht mehr so spontan war, das Wesentliche konnte er sehr gut vermitteln, speziell dann, wenn es ihm ein Anliegen war.

28. August 2000

Die Nachbarin kam, er stänkerte und sie sagte: „Wo kommst du her, von Groß-arl ganz hinten?" Er sagte: „Von so weit hinten kann ich gar nicht sein, dass ich so blöd bin wie du!" Diese verbalen Duelle machten ihm sehr Spass. In diesem Zustand lebte er von Neckereien mit den Nachbarinnen.

2. September 2000

Ich kam zur Mittagsbetreuung und lobte ihn, dass er so fesch ausschaue und er meinte: „Tu her den Spiegel!" Er schaute hinein und meinte: „Meine Biene (Sabine) macht aus mir an feschen Buam."

Etwas später sagte er: „Ich hab ein' heißen Kopf, ein heißes Hirn und a saudumme Dirn." Ich fragte: „Wer ist die saudumme Dirn?" Er sagte: „Du bist zwar Krankenschwester, aber meine saudumme Dirn."

8. September 2000

Am 7. September hatte er Bauchschmerzen angegeben, zeigte aber keine Symptomatik, die für Schmerzen sprach. Ich streichelte seinen Bauch und der Schmerz war weg. Am nächsten Tag fragte ich, wie es seinem Bauch ginge. Er sagte: „Jetzt bin ich nie mehr frech, du hast mich geheilt."

15. Oktober 2000

Ich kam zur Abendbetreuung Papa lag am Diwan. Er lachte mir entgegen und sagte: „Gib mir die Hand, du musst mir helfen, weil ich muss weiterleben. Die Annemarie, die Sabine, die Frau Scherer brauchen mich, sonst haben sie keine Arbeit mehr."

29. Oktober 2000

Nach der Abendbetreuung wurde das Gebet gesprochen. Vater betete: „Jesus Kindlein komm zu mir, mach ein frommes Kind aus mir. Mein Herz ist klein, darf niemand hinein, als du mein kleines Töchterlein" Dann hat er mich angelacht und meine Hand gedrückt.

12. November 2000

Bei der Abendbetreuung schaut er in seinen Spiegel, denkt lange nach und sagt: „Du kannst sagen, was du willst, ich schaue nicht mehr so nett aus wie früher!"

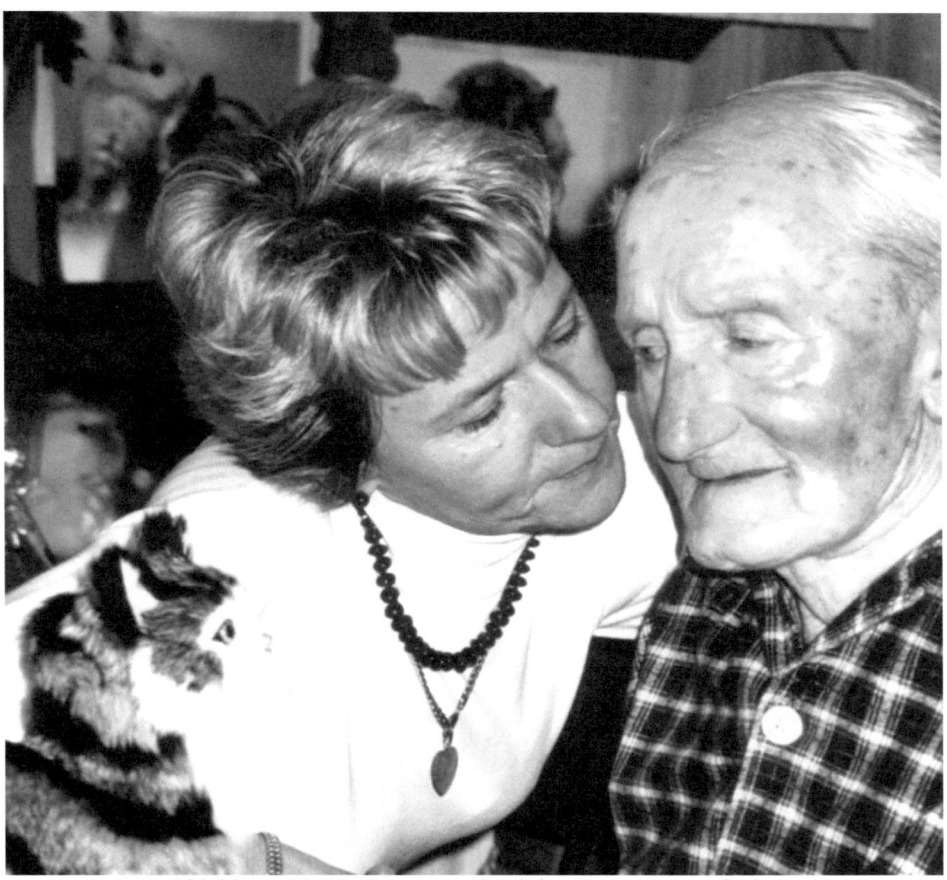

Abbildung 55: Die Katze aus Plüsch bestätigt sein Empfinden

22. November 2000

Am Abend bei der Betreuung wollte er freiwillig Haare waschen und den Körper einschmieren. Als ich fragte, warum, meinte er: „Damit ich gut rieche. Dann busseln mich morgen wieder alle ab." Ich fragte: „ Wer sind alle?" Er sagte: „Alle halt, alle die Meinigen, die mich so gerne mögen." Dabei lachte er schelmisch.

7. Dezember 2000

Die Nachbarin kam und jammerte, es wäre ihr schlecht. Vater sagte spontan, ich solle ihr einen Schnaps geben. Ich brachte die Flasche mit dem Vogelbeerschnaps, schenkte ein Stamperl ein und die Nachbarin trank spontan aus. Vater schaute sie an und sagte: „Jetzt schaut sie noch blöder aus wie vorher."

Selber verlangte er ab und zu Vogelbeerschnaps und prostete meinem Mann zu. Schlucken konnte er den klaren Schnaps längst nicht mehr. Das Gefühl, auf sein Wohl anzustoßen, gab ihm Sicherheit.

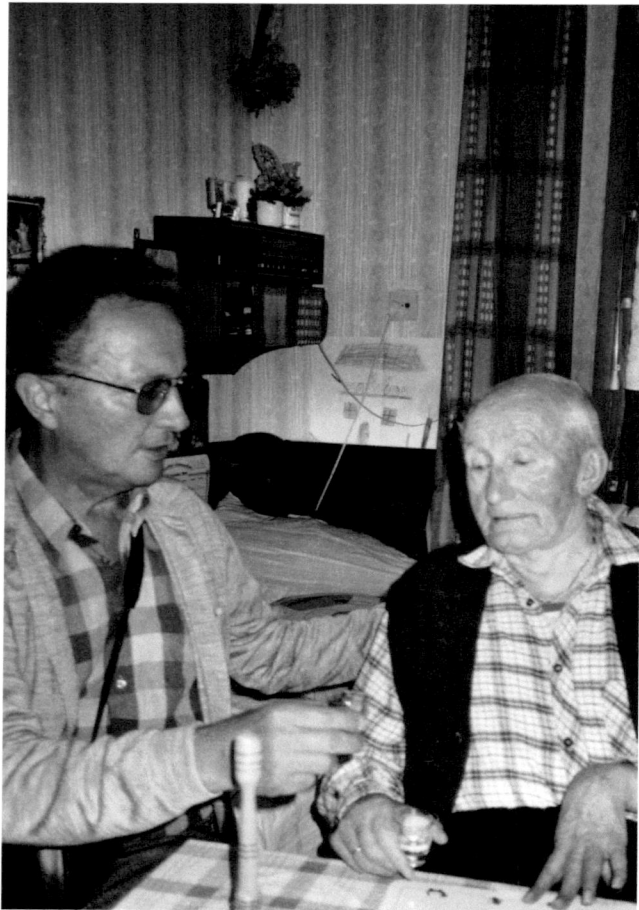

Abbildung 56: Prost ...

Leben bis zuletzt

Weihnachten 2000

Weihnachten wurde wie üblich gefeiert. Vater wünschte sich wie jedes Jahr
einen Christbaum, nur für ihn allein, wie er es nannte. Wir sangen am
Hl. Abend und viele Male in diesem Jahr. Sein Zustand war aber so schwach,
dass er eigentlich nicht wirklich Freude hatte. Er saß oft im Rollstuhl vor seinem
Christbaum mit Tränen in den Augen und betete.

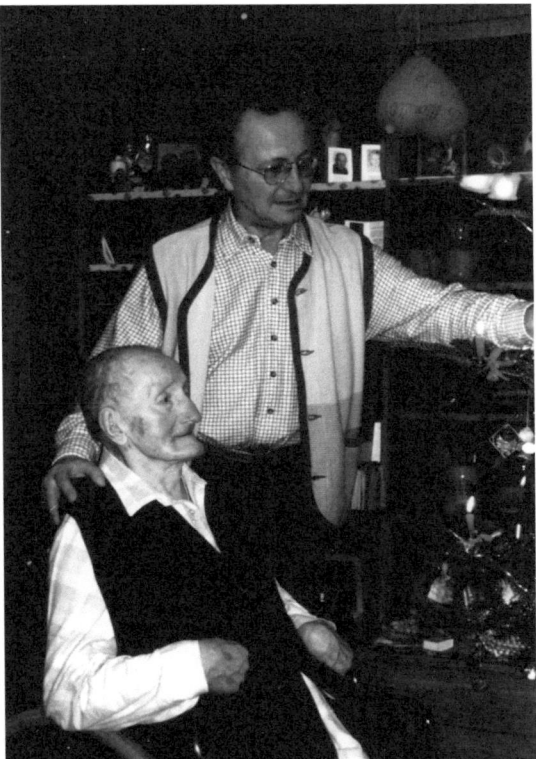
Abbildung 57: Weihnachten 2000

6. Jänner 2001

Der Baum nadelte ab. Ich schlug Vater vor, heute den Christbaum zu entfernen.
Er sagte: „Der Christbaum bleibt bis Maria Lichtmess, sonst fliegst du raus." Der
Christbaum blieb. Viel von Vaters Leben war nicht mehr in Erinnerung. Brauch-
tumsrituale waren ihm aber durchschnittlich gut in Erinnerung. Wir versuchten
so gut wie möglich, das Jahr danach auszurichten.

Das weitere Jahr 2001 verlief schlecht. Sämtliche Ressourcen verkümmerten. Wir mussten uns sehr bemühen, die Haut intakt zu halten. Lagerungswechsel mussten korrekt nach Plan durchgeführt werden. Die Betreuer brachten sehr viel Zeit für Vater auf.

Jede Mahlzeit wurde zum Problem. Er wollte und konnte nicht mehr so essen wie früher. Ich besprach mit ihm das Problem und erklärte anhand eines Lehrbuches die PEG-Sonde. Er schaute mich entsetzt an und meinte: „Erspare mir das. Das ist mein letzter Wunsch." Ich gab seinen Bitten nach einem Gespräch mit dem Hausarzt nach.

Ich stellte Kalorientabellen für die Ernährung auf. Die Zufuhr von Flüssigkeit wurde genauestens überwacht. Irgendwie schafften wir die vorgeschriebene Einfuhrmenge immer wieder. Ich war in dieser Zeit selber oft am Ende meiner Kraft. Trotz des tollen Teams ging der bevorstehende Abschied hart an meine Grenzen.

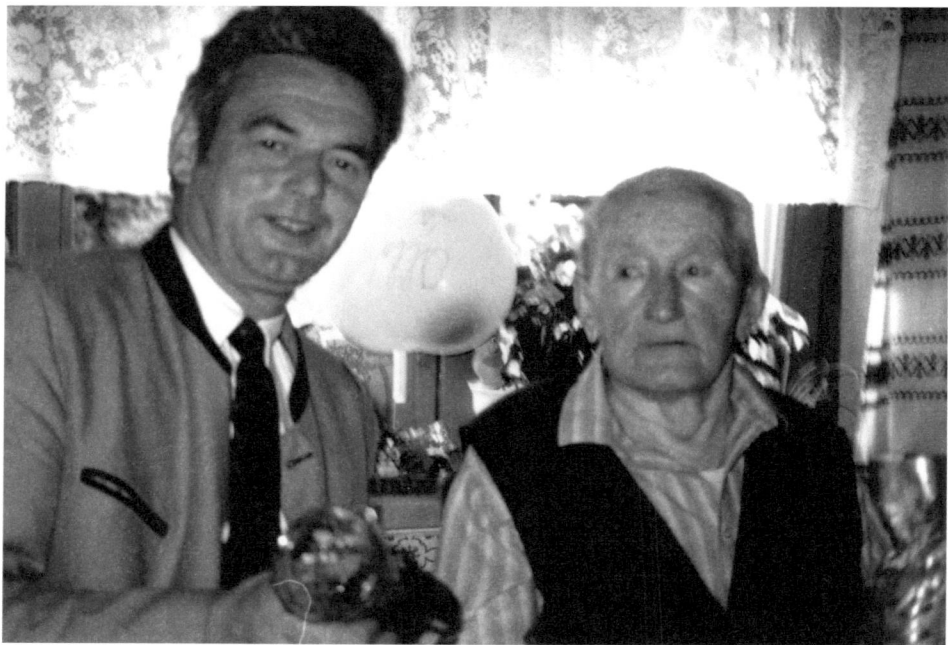

Abbildung 58: Bgm. Jakob Rohrmoser gratuliert zum 85-er.

Am 25. Mai feierte Vater seinen 85. Geburtstag. Der Bürgermeister kam, das war für Vater noch eine große Freude, obwohl es ihn sehr anstrengte. Der Bürgermeister ist ein Bauernsohn aus unserem Wohnort und bei meinem Vater aufgrund dieser Situation herzlich willkommen. Vater fühlte sich besonders geehrt und redete noch lange davon.

Aufgrund des veränderten Zustandes wusste ich, ich musste das Team auf den Abschied vorbereiten. Alle lernten Vater mit seiner Krankheit zu lieben und zeigten mir, es tut weh. Ich suchte einen Supervisor, der uns alle ein dreiviertel Jahr lang auf das Thema Abschied vorbereitete.

Im Sommer 2001 fuhren wir mit Vater noch einmal auf Urlaub nach Kärnten in das Seniorenheim des Sozialhilfeverbandes in Gmünd. Besonders freute Vater die Fahrt mit dem Rot-Kreuz-Wagen. Er konnte trotz der Anstrengung sich an den vielen Autos auf der Autobahn nicht satt sehen. Er meinte sogar öfters, der Fahrer solle schneller fahren, sonst kämen wir nie an das Ziel. Ich musste bei ihm neben dem Rollstuhl sitzen, während der ganzen Fahrt seine Hand halten, da fühlte er sich sicher.

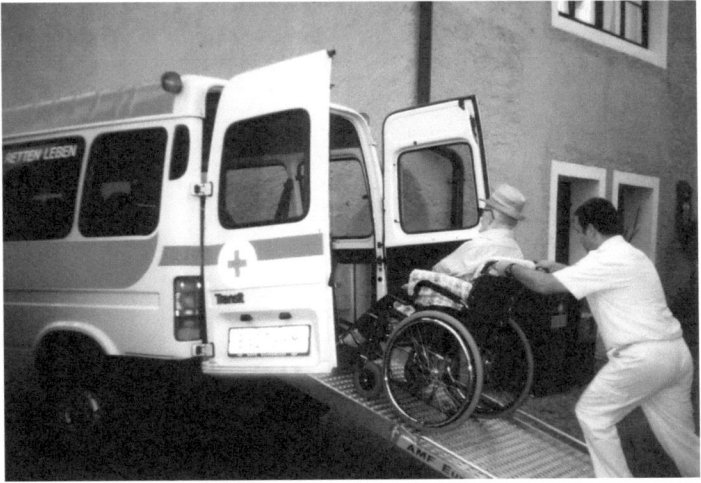

Abbildung 59: Ab in den Süden

Vater erlebte trotz vieler Beschwerden ein emotionales Hoch. Er genoss es, so gut es in seinem Zustand möglich war. Das Zimmer konnte er mit einem zweiten Bewohner teilen. Der Mann war von Geburt an behindert und Vater verstand sich sofort mit ihm. Die Pflegepersonen bemühten sich um ihn und ich durfte das erste Mal in unseren Urlauben für ein paar Stunden weg.

Er ließ sich von den Pflegepersonen des Heimes versorgen und fühlte sich dabei gut.

Die Grundpflege musste von mir übernommen werden, andere Tätigkeiten ließ er sich von den Kollegen aus Kärnten anbieten und genoss die Zeit. Der körperliche Verfall ist, wie auf dem Foto zu sehen, im Vergleich zu früheren Bildern nicht zu stoppen.

Wieder zuhause angekommen ging es mit seinem Zustand weiter bergab.

Im Oktober wollte er seit langem wieder zum Grab meiner Mutter. Er kaufte Blumen, zündete eine Kerze an und betete. Er verweilte lange dort. Mein Mann begleitete ihn. Man spürte den nahen Abschied, er sprach nicht darüber.

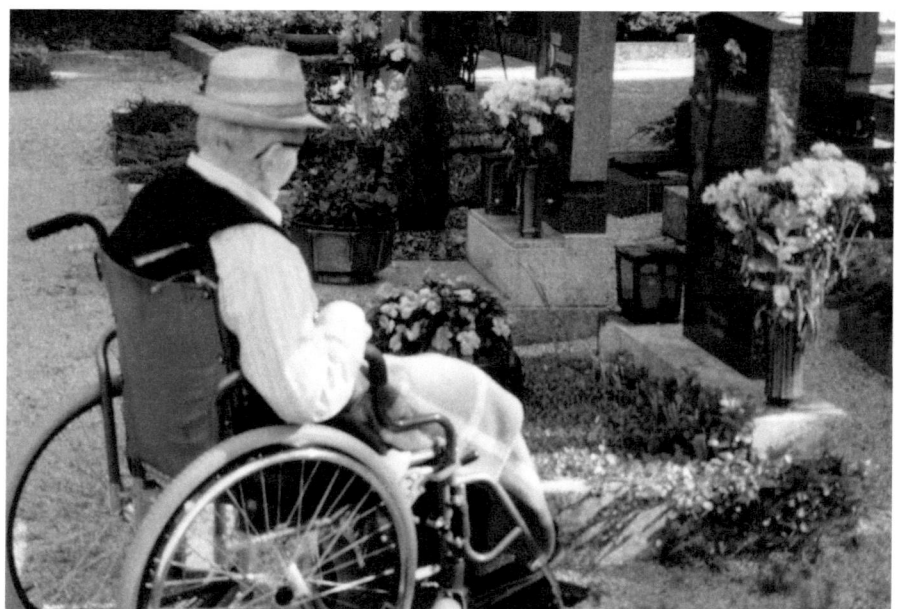

Abbildung 60: Ein letzter Besuch am Friedhof

Weihnachten war er bereits gezeichnet von der Krankheit, selbst der Christbaum war nicht mehr so wichtig für ihn.

7. Der Abschied

Den Winter über gab es wiederholt Infekte mit Husten, erhöhter Temperatur und Verschlechterung des Allgemeinzustandes. Die regelmäßigen Kontrollen durch den Hausarzt gaben keine Hinweise auf besondere Zusatzdiagnosen.

Die Betreuungszeiten blieben gleich, die Ressourcen und die Kraft von Vater schwanden aber. Die Ernährung wurde schwierig, Schluckstörungen nahmen weiter zu. Es gab nur mehr Püriertes. Seine Lieblingsgeschmäcker wurden immer kindlicher. Fleischgeschmack, Saures, Scharfes schluckte er nicht mehr. Süßspeisen hingegen machten große Freude.

Wir bestellten Essen auf Rädern nicht ab, denn die Frauen, die es auslieferten, gehörten zu Vaters langjährigen Begleitern und brachten durch ihr Kommen täglich für ihn Freude ins Haus. Trotz seines Zustandes bemühten wir uns, den gewohnten Tagesrhythmus und sämtliche Gewohnheiten beizubehalten.

Vater hatte tagsüber immer Tageskleidung an. Schmerzen gab er nicht mehr an. Er verbrachte die Tage in der Küche sitzend, wie lange schon vorher. Das Gefühl, dass es Zeit für Abschied ist, teilte er uns oft mit.

Er wollte oft nicht mehr essen. Die Kraft ließ merklich nach. Wenn ich am Abend kam und ihm sagte, es wäre wichtig, ich darf ihn nicht verdursten lassen, bemühte er sich und ich konnte ihn mit Flüssigkeit versorgen.

Einfuhr, Ausscheidung, Haut und Vitalzeichen wurden regelmäßig kontrolliert. Als Beschäftigung wollte er nur mehr sein Radio, Körpernähe spüren und Handhalten. Alle Beschimpfungen waren vergessen. Die Nachbarinnen waren willkommen.

Schlimm war es für mich, als er eines Abends zu mir sagte: „Bei euch Weibern kann ich nicht einmal sterben, ihr weint ja dauernd." - Erst nach seinem Tod konnte ich seine Worte interpretieren.

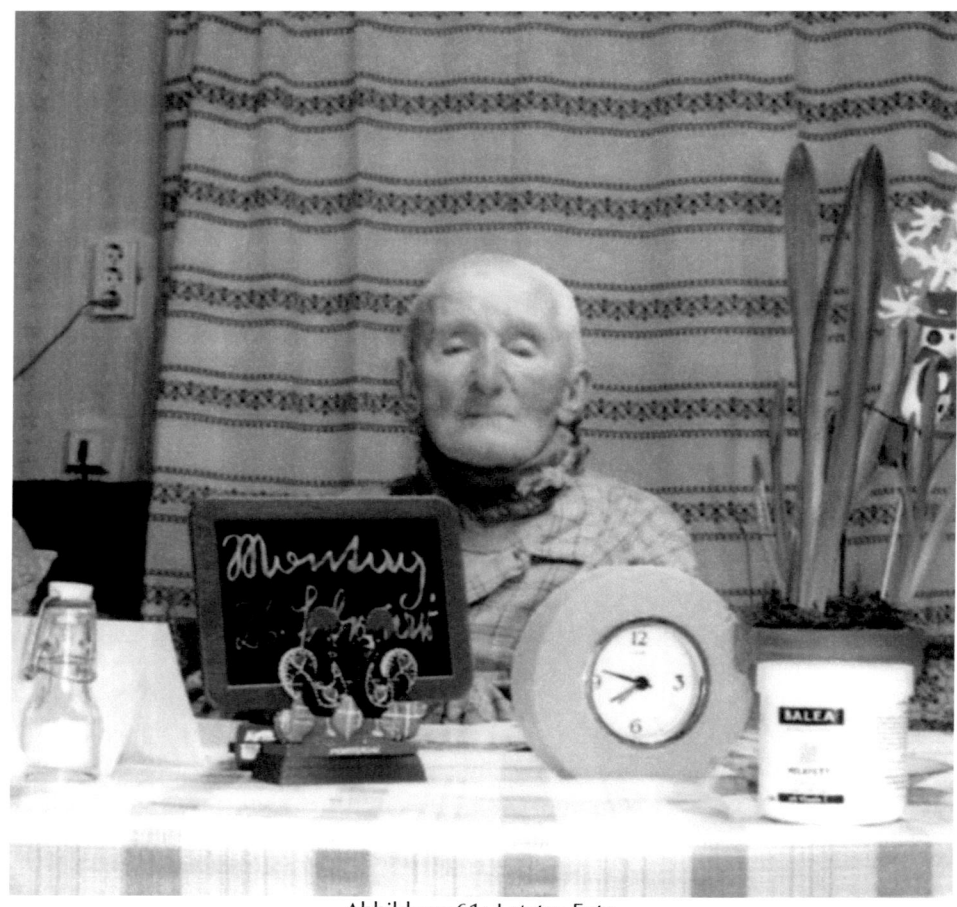
Abbildung 61: Letztes Foto

Diese Foto wurde am 26. Februar 2002 bei der Abendbetreuung gemacht. Es ist das letzte Foto, das wir geknipst haben, als Vater noch lebte.

Die Trainings, die wir machten, um seine Krankheit zu stoppen bzw. hinauszuzögern, wurden bis zum Schluss durchgeführt. Wenn ihm die Kraft zum Schlucken versagte, ein Lied zu singen oder zu summen und zu beten war immer noch möglich.

In den letzten drei Wochen konnte wir ihn nur noch mit einer Säuglingsflasche mit Schnuller ernähren. Er saugte soviel an Flüssigkeit, wie er wollte.

Seine bevorzugten Speisen in dieser Zeit waren: Hollerkoch sehr flüssig, Ovomaltine, hochkalorischer Pudding, Schottsuppe, Tee, Erdbeermilch, Hipp-Fruchtbrei, Himmeltau und Marmeladewasser.

Ein paar Tage vor seinem Tod wurde er geistig viel klarer als in der Zeit vorher. Er wollte seine Papiere, sein Sterbekreuz und Weihwasser in einer Schublade im Schlafzimmer griffbereit haben. Wir wussten, seine Zeit ist nahe. Seine Hose und sein Sakko wählte er im Liegen aus, diese wollte er mitnehmen.

Ich redete mit ihm offen, dass der Abschied naht. Er hielt meine Hand jedes Mal fest und drückte zu. Wir verbrachten soviel Zeit wie möglich gemeinsam. Die Betreuer dehnten ihre Zeiten aus, um bei ihm zu sein. Oft hatte ich das Gefühl, er nahm sich viel Zeit für den Abschied.

Er war wieder der liebevolle, zufriedene und gutmütige Mensch, den ich vor Ausbruch der Erkrankung kannte.

9. März 2002

Die Nacht war vorbei. Immer wieder bot ich Flüssigkeit an, kuschelte mich an ihn und er war ganz ruhig.

An diesem Tag hatte ich einen Termin in Wien. Ich besprach am Morgen mit Vater, ob ich fahren solle oder nicht. Ich informierte ihn über die Situation, dass ich den gemeinnützigen Verein AGPK übernehmen solle. Er schickte mich nach Wien und meinte, es sei wichtig. Ich fuhr mit sehr schlechtem Gefühl.

Während des Tages wurde er von allen seinen Begleitern abwechselnd betreut. Der Zustand war wie in den letzten Tagen, keine Atemprobleme, er trank wie immer, war gut ansprechbar und müde wie in den Tagen vorher.

Mein Mann machte die Abendbetreuung. Vater trank Tee aus der Flasche. Lothar erzählte ihm, dass ich im Zug auf dem Weg nach Hause sei. Er rief mich am Handy an, und ich verlangte Vater.

Ich hatte das Gefühl, die Zeit sei gekommen. Ich bedankte mich für unsere gemeinsamen schönen Jahre, für alles, was ich mit ihm erleben durfte. Mit einem „Pfiat di" verabschiedete er sich von mir.

Einige Minuten später rief mich mein Mann an. Vater war in seinen Armen gestorben. Als Krankenschwester habe ich viele Menschen auf ihrem letzten Weg begleitet. Oft hörte ich, Sterbende suchen sich die Zeit ihres Abganges selber aus.

Bei meinem Vater wurde mir diese Aussage bestätigt. Er wollte nicht bei den Frauen, die ihn jahrelange betreuten, die Augen für immer schließen. Wie er Tage vorher sagte: „Bei euch Weibern kann man nicht sterben."

Er blieb die letzte Nacht noch in seiner Wohnung, wie er es sicher gewünscht hätte. Alle Nachbarn, Begleiter und Freunde konnten sich verabschieden.

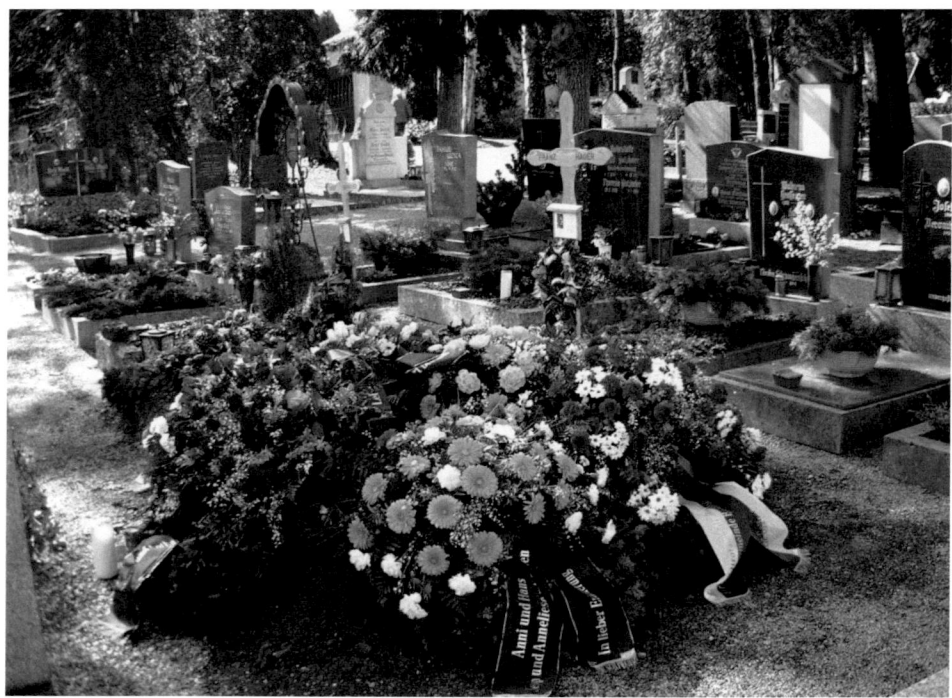

Abbildung 62: Die letzte Ehre

Vier Jahre nach seinem Tod ist Vater bei jedem Treffen unter seinen Begleitern Mittelpunkt mit seinem schweren Leiden, aber auch mit seinem besonderen Menschsein. Wir werden ihn nie vergessen.

Ich sehe den Sinn seiner langen Krankheit darin, dass er durch mich Lehrbeispiel für viele Menschen mit Demenzsymptomen wurde.

8. Schluss

Mit meinen Ausführungen zur schweren Erkrankung Alzheimer möchte ich Ihnen Tipps zur Begleitung geben. Vor allem möchte ich ihnen Mut machen, sich die Begleitung zuzutrauen.

Positive Lebensgestaltung bis zuletzt wird durch ihre Hilfe möglich. Beobachten Sie genau, was dem Betroffenen gut tut und was ihn nicht überfordert. Bringen Sie kleine Freuden zum Erkrankten. Halten Sie an Ressourcen fest, auch wenn die Medizin derzeit noch kein Medikament zur Heilung bieten kann. Die Erkrankung Alzheimer-Demenz lässt Restkompetenzen zu, die gefördert werden müssen.

Die beschriebenen regelmäßigen Trainings geben dem Erkrankten das Gefühl, es geschieht etwas, er kann gegen die Krankheit ankämpfen. Ihnen zeigen die Trainings, dass der Verlauf positiv beeinflusst werden kann. Das Schlimmste für einen Kranken ist wohl das Gefühl, allein gelassen zu sein. Die Aufrechterhaltung guter Beziehungen zum Erkrankten wird die Begleitung wesentlich erleichtern.

Achten sie darauf, dass sie nicht allein für die Betreuung zuständig sind. Organisieren sie sich Hilfen für ihren persönlichen Freiraum. Die Begleitung ist auf den Grundlagen von Biografiearbeit aufzubauen. Lernen sie durch die Auseinandersetzung mit der Vergangenheit den Kranken zu verstehen.

Sorgen Sie für die Aufrechterhaltung der Menschenwürde des Erkrankten. Stärken Sie die Identität des Erkrankten, wenn sie verloren zu gehen droht. Die Vergangenheit muss anerkannt werden, damit der Lebenssinn erhalten wird.

Ich wünsche ihnen die Kraft, die Begleitung positiv zu gestalten.

Maria Riedl

9. Weiterführende Literatur

- Gümmer Martina, In Thiemes Pflege, 9. Auflage 2000. Verlag Georg Thieme, Stuttgart.

- Riedl Maria, Das Integrative Pflegekonzept Band 1, Grundlagen, 2006. Books on Demand, Norderstedt

- Riedl Maria, Das Integrative Pflegekonzept, Band 2, Zeit- und Kulturgeschichte, 2006. Books on Demand, Norderstedt.

- Riedl Maria, Das Integrative Pflegekonzept, Band 3, Der Pflegeprozess, 2006. Books on Demand, Norderstedt.

- Stengel Franziska, Leitfaden Gedächtnistraining, 1995. Memo Verlag, Stuttgart.

- Petzold Hilarion, Lebensgeschichten erzählen, 2003. Junfermann Verlag, Paderborn.

- Petzold Hilarion, Mit alten Menschen arbeiten, 2004. Verlag Pfeiffer bei Klett, Stuttgart.

10. Abbildungsverzeichnis

Abbildung 1: die Familie meines Vaters... 8

Abbildung 2: Meine Mutter mit vier Kindern aus erster Ehe, ein Bruder fehlt auf dem Foto.. 9

Abbildung 3: Meine Wohnumgebung als Kleinkind... 10

Abbildung 4: Ich als Kleinkind in der Wiese beim Bauernhof......................... 10

Abbildung 5: Mein erstes Fahrzeug in der neuen Wohnung 1958, mit Rädern von meinem Kinderwagen.. 11

Abbildung 6: Familienausflug mit meinen Eltern per Rad, etwa 1958.............. 13

Abbildung 7: Meine Eltern vor ihrem Wohnhaus, ca. 2 Jahre vor dem Tod meiner Mutter... 17

Abbildung 8: Gemeinsame Weihnachten 1991.. 19

Abbildung 9: Einheizen, die beliebte Arbeit für meinen Vater in meiner Kinderzeit 23

Abbildung 10: Ein beliebter Treffpunkt, der Eingang des Wohnhauses............27

Abbildung 11: Das Bild wurde zum Lehrbeispiel für das Verstehen-Lernen von biografischen Verhaltensweisen.. 33

Abbildung 12: Der geliebte Heimathof, Dellach in Großarl,Vater mit zwei Schwestern, um 1940.. 36

Abbildung 13: Die Arbeit am Bauernhof beginnt früh am Morgen.................. 37

Abbildung 14: Die Musikkapelle gratulierte zum 80. Geburtstag.................... 41

Abbildung 15: Der Apfel musste selber geschält werden............................... 44

Abbildung 16: Damals im Daheim.. 47

Abbildung 17: Eichenlaub am Boden 50

Abbildung 18: Uhren in jeder Form, gut ablesbar....................................... 50

Abbildung 19: Tierschutz-Adventkalender.. 52

Abbildung 20: Genagelte Schuhe aus der guten, alten Zeit........................... 54

Abbildung 21: Der alte und der neue Heimathof... 55

Abbildung 22: Örtliche Orientierungshilfen in der eigenen Wohnung............. 57

Abbildung 23: Die Nachbarinnen waren um Vater sehr bemüht..................... 58

Abbildung 24: Cäsar, jahrelang der treue Freund.. 59

Abbildung 25: Der offene Kleiderschrank gibt Orientierung.......................... 61

Abbildung 26: Die Natur genießen am Balkon.. 66

Abbildung 27: Praktisches Denken im Alter... 67

Abbildung 28: Nach getaner Arbeit ist gut ruhen....................................... 68

Abbildung 29: Essen und Trinken halten Leib und Seele zusammen................70

Abbildung 30: Ein Ballspiel macht Freude und hält beweglich.......................71

Abbildung 31: Die neue Familie gab Sicherheit..................................... 72
Abbildung 32: Urlaub in Kärnten.. 74
Abbildung 33: Besuch im Tiergarten... 75
Abbildung 34: Vater und Schwiegersohn auf Sammeltour....................... 76
Abbildung 35: Die Grabpflege ist für alte Menschen wichtig................... 77
Abbildung 36: Mehrere Generationen sorgen für regen Austausch........... 78
Abbildung 37: Beim Essen war die Welt in Ordnung............................. 80
Abbildung 38: Die Katze von Frau Bräundl.. 81
Abbildung 39: Schwester Anna mit Tochter und Schwiegersohn.............. 82
Abbildung 40: Vater mit Wellensittich Burli... 83
Abbildung 41: Gute Nacht, ihr lieben Sorgen...................................... 86
Abbildung 42: Andenkenbild an meine verstorbene Mutter..................... 88
Abbildung 43: Das Stadium der schweren Demenz ist erreicht................ 89
Abbildung 44: Der Vogel wird gefüttert.. 91
Abbildung 45: Schlucken ist erschwert   92
Abbildung 46: Die Liebe zur Natur blieb.. 92
Abbildung 47: Tiere aus Plastik wurden für lebende gehalten................. 93
Abbildung 48: Ich verrate euch meine Welt.. 94
Abbildung 49: Sommerurlaub 1999... 95
Abbildung 50: Besuch der um zwei Jahre älteren Schwester.................. 98
Abbildung 51: Zu Besuch bei uns 99
Abbildung 52: Schönheit muss leiden.. 102
Abbildung 53: Laska, die Freude für Vater... 106
Abbildung 54: Erinnerungen an den Urlaub werden aufgefrischt.............. 107
Abbildung 55: Die Katze aus Plüsch bestätigt sein Empfinden............... 109
Abbildung 56: Prost 110
Abbildung 57: Weihnachten 2000.. 111
Abbildung 58: Bgm. Jakob Rohrmoser gratuliert zum 85-er.................. 112
Abbildung 59: Ab in den Süden... 113
Abbildung 60: Ein letzter Besuch am Friedhof.................................... 114
Abbildung 61: Letztes Foto.. 116
Abbildung 62: Die letzte Ehre... 118

Maria Riedl, dipl. Gesundheits- und Krankenschwester,
arbeitet als akad. Lehrerin für Gesundheits- und Krankenpflege im Bereich Geriatrie, Pflege alter Menschen und Hauskrankenpflege.

Als Urheberin des Integrativen Pflegekonzepts ® und Referentin ist sie in Österreich, Deutschland, der Schweiz und Luxemburg bekannt und gefragt. Das Integrative Pflegekonzept ® ist ein innovatives Werkzeug für die Kranken- und Altenpflege; es unterstützt vor allem die Betreuung von Menschen mit besonderen Bedürfnissen.

Das Buch „Leben bis zuletzt" ist ein Erfahrungsbericht über die häusliche Betreuung ihres Vaters, der von 1984 bis 2002 alle Phasen der Alzheimer-Erkrankung durchlebte. Nicht allein betreuen, sondern ein Team aufbauen – das ist der wichtigste Ratschlag an alle, die ein ähnliches Schicksal in der Familie bewältigen müssen.
Viele Maßnahmen und Tipps können helfen, die Symptome der Krankheit erträglicher zu machen.

Die Erfahrungen aus dem beruflichen Bereich sind wie die aus der häuslichen, familiären Betreuung in die Entwicklung des Integrativen Pflegekonzepts ® eingeflossen.

Zum Integrativen Pflegekonzept ® sind bisher drei Bücher (und eine DVD zur Einführung) erschienen:

Band 1 enthält einen Überblick über die Inhalte des Integrativen Pflegekonzepts von Maria Riedl. 124 Seiten, 10 €, ISBN: 3-8334-4566-1

Band 2, Zeit- und Kulturgeschichte, hilft beim Verstehen des sozialen, ökonomischen und kulturellen Umfelds. 100 Seiten, 9 €, ISBN: 3-8334-4567-x

Band 3 bringt den Pflegeprozess und darauf abgestimmte Pflegedokumente zum Integrativen Pflegekonzept. 84 Seiten, 8,50 €, ISBN: 3-8334-4568-8